SUPPRESSION

DE

LA SYPHILIS

PÉTITION A LA CHAMBRE DES DÉPUTÉS

Par A. GUÉPIN, de Nantes,

Professeur à l'École Préparatoire de Médecine, Chef de service à l'Hôtel-Dieu, Membre du Conseil de Salubrité, Membre de plusieurs Académies et Sociétés savantes d'Allemagne, de Belgique, d'Espagne, de France et de Hollande.

UTILITATI.

A Paris,

CHEZ GERMER-BAILLIÈRE, LIBRAIRE,

RUE DE L'ÉCOLE DE MÉDECINE, 17.

A NANTES, CHEZ TOUS LES LIBRAIRES.

1846.

SUPPRESSION

DE

LA SYPHILIS

PÉTITION A LA CHAMBRE DES DÉPUTÉS

Par A. GUEPIN, de Nantes,

PROFESSEUR A L'ÉCOLE PRÉPARATOIRE DE MÉDECINE
CHEF DE SERVICE A L'HOTEL-DIEU, MEMBRE DU CONSEIL DE SALUBRITÉ
MEMBRE DE PLUSIEURS ACADÉMIES ET SOCIÉTÉS SAVANTES D'ALLEMAGNE, DE BELGIQUE, D'ESPAGNE, DE FRANCE ET DE HOLLANDE.

UTILITATI.

A PARIS,
CHEZ GERMER-BAILLIÈRE, LIBRAIRE,
RUE DE L'ÉCOLE DE MÉDECINE, 17.
A NANTES, CHEZ TOUS LES LIBRAIRES.

1846.

Messieurs les Députés.

MESSIEURS,

Permettez-moi de vous demander très-instamment de prendre au sérieux cette pétition sous forme de mémoire à consulter, que je vous adresse. J'ai pensé que donnant chaque année quelques heures, soit dans vos départements, soit à la Chambre, à l'amélioration des espèces bovines et chevalines, vous ne pouviez moins faire pour l'espèce humaine.

Persuadé que l'on pourrait, par de sages mesures et à peu de frais, supprimer en France la syphilis et tous les maux qui en sont la suite nécessaire, je m'adresse directement à vous, pour obtenir que ces mesures soient mises à l'étude et pratiquées uniformément dans notre patrie.

Ce que Chervin a fait pour les maladies d'outre-mer, je saurais le répéter au besoin pour les affections syphilitiques ; j'aurais le même dévouement à mon idée et la même persévérance, parce que ma conviction se trouve établie sur des faits qui se renouvellent sans cesse sous mes yeux. Mais les dangers de la syphilis, dans le présent et pour l'avenir, sont trop patents pour que vous négligiez de lire ma pétition et de la prendre en considération.

Jetez un instant les yeux sur les personnes qui vous entourent; partout, chez les riches comme chez les pauvres, vous trouverez la preuve trop fréquente de cette vérité, qu'il n'est point de maladie plus répandue que la syphilis, ou qui produise des souffrances plus nombreuses. Quel bonheur donc si l'on en pouvait débarrasser une bonne fois l'espèce humaine !

Au premier abord, le titre de ma pétition pourra faire naître sur vos bancs quelqu'hilarité; mais en pensant aux personnes qui doivent à la syphilis leurs infirmités et leurs douleurs ; en songeant à tant de jeunes gens dont elle arrête ou dévie le développement ; à tant d'autres qu'elle conduit au tombeau ; en étudiant de plus près les grands ateliers et les désordres moraux et physiques que produit la prostitution, ce fléau si terrible quand il n'est pas réglementé, ou quand il l'est mal, vous reconnaîtrez bientôt combien il importe de s'occuper activement de cette partie de l'hygiène administrative. N'est-il pas honteux, d'ailleurs, que sous ce rapport nos gouvernements civilisés soient au-dessous des institutions romaines et juives, et que le France se laisse devancer par la Belgique, dans la voie des améliorations. — Déjà j'ai fait, il y a quinze mois, deux pétitions sur ce sujet : l'une au Maire de Nantes, dont les réformes sont restées à l'état de promesse ; une seconde, au Ministre de l'Intérieur. Puisse du moins cette troisième, hâter l'intervention du pouvoir !

PREMIÈRE PARTIE.

DE L'ORIGINE

DE

LA SYPHILIS

ET

DES DOCTRINES

SUCCESSIVEMENT PROFESSÉES

SUR CETTE MALADIE.

A la fin du XVe siècle, à cette époque de rénovation sociale, où la boussole, la poudre à canon, l'imprimerie et le nouveau monde promettaient à l'humanité des jours meilleurs et des gloires nouvelles, évolution brillante et radieuse, après tant de siècles passés dans l'inextensible crysalide du moyen-âge, l'Europe tout entière fut rapidement affligée et décimée par une peste inconnue. Plusieurs autres maladies contagieuses avaient produit de plus grands ravages : un siècle auparavant, la peste noire avait fait périr un plus grand nombre d'hommes ; mais la nouvelle épidémie, en touchant aux sources de la vie, en mêlant aux plaisirs et aux joies de l'amour les plus vives inquiétudes, en attaquant les grands comme les petits, les riches comme les pauvres, devait nécessairement jeter un voile de deuil sur l'Europe entière et répandre partout l'effroi et la consternation. C'étaient d'abord des pustules et des ulcères rougeâtres, à bords indurés, au fond gris, qui se communiquaient avec la plus grande facilité, par le coït, souvent même par des contacts non vénériens. Bientôt, à ces accidents primitifs, succédaient avec une bien plus grande rapidité que de nos jours, les accidents consécutifs; ou plutôt, le mal marchait, marchait gagnant toujours, couvrant le corps de petites tumeurs, les unes naissantes, les autres ulcérées, de l'aspect le plus immonde; puis, survenaient des ulcères à la gorge, au nez, aux yeux, qui entraînaient à leur suite la mort, ou tout au moins les difformités les plus dégoûtantes. En peu d'années, cette maladie nouvelle, dont la date la plus précise remonte vers 1493, se répandit dans le monde entier. Alexandre Benedict, Maynard, Torella, Steber, Gruenbec, Cataneus. Leonicenus et quelques autres savants nous ont laissé dans leurs écrits les souvenirs contemporains de la première apparition de ce fléau si redoutable, et s'accordent passablement sur la description qu'ils nous en donnent. Cependant, si l'on en croyait Astruc, la syphilis aurait eu ses phases et ses formes différentes : pustuleuse aux premiers jours de son apparition, mais aggravée cependant par d'atroces douleurs ostéoscopes, elle ne s'accompagnait encore, selon lui, ni des tumeurs des os, qui n'auraient paru qu'en 1514, c'est-à-dire vingt-un ans plus tard, ni de l'alopécie, qui daterait de 1538, ni des bubons, qui parurent en 1540, ni de la blennorrhagie, qui, postérieure encore, ne daterait que de 1545. Hâtons-nous, toutefois, d'ajouter que ces assertions ne sont ni prouvées ni probables, qu'il était physiologique, et par suite nécessaire, que la cause syphilitique produisît dès son apparition des bubons, tout aussi bien que les accidents simplement vénériens, et qu'il faut attribuer le silence des auteurs bien plus à la préoccupation des formes ulcéreuses et surtout pustuleuses de la vérole, qui devaient absorber leur attention, qu'à l'absence absolue d'un symptôme plus rare, sans doute, que de nos jours, mais qui devait nécessairement se présenter de temps à autre à l'observation. Quoi qu'il en soit, nous devons remarquer que près de cinquante médecins ont écrit sur la syphilis, dans les premières années de son apparition.

D'où venait cet horrible fléau, était-ce par hasard une maladie bien connue de toute antiquité (Jourdan et l'école physiologique), décrite déjà dans la Bible et les anciens auteurs qui se sont occupés des accidents simplement vénériens? Etait-ce une dartre particulière sporadique au moyen-âge (opinion d'Hensler, thèse de 1801), devenue épidémique et très-contagieuse au XVe siècle, sous l influence de la corruption morale et du déréglement des mœurs? Était-ce une dégénérescence du yaws ou du pian (Sprengel Sydenham Haller)? Etait-elle originaire des Indes-Orientales comme le pensent plusieurs auteurs, et notamment mon habile collègue, le docteur Sallion, de Nantes, qui a réuni sur cette question de précieux matériaux encore inédits; ou bien devons-nous admettre, avec la plupart des médecins et l'opinion vulgaire, qu'elle nous a été importée d'Amerique et n'a paru en Europe qu'en 1493? Toutes ces opinions ont été longuement débattues : toutes, excepté la première, sont appuyées sur des raisons très-spécieuses; mais nous penchons cependant pour l'origine américaine.

Des documents authentiques, affirmant que les compagnons de Colomb, partis de Cadix le 25 septembre 1493 et réduits en 1498 au nombre de 150, auraient été décimés par la syphilis dans l'espace de trois années, comment croire à une pareille destruction, si cette maladie n'avait existé préalablement à Saint-Domingue à l'état endémique, surtout lorsque les 150 hommes restants étaient vénériens? Comment croire encore que le fils de Colomb, qui nous a rapporté ce fait, eût oublié de mentionner l'importation de la vérole en Amérique par les navires espagnols; si toutefois elle avait eu lieu? Comment penser encore qu'Oviédo, qui visita Saint-Domingue 20 ans après l'invasion de la syphilis et qui avait eu des relations avec les compagnons de Colomb, se fût trompé sur cette question si importante, surtout lorsqu'il déclare que la syphilis était bien moins grave à Saint-Domingue que partout en Europe? De nos jours nous voyons encore les vénériens qui ont contracté la syphilis dans les pays équatoriaux du Nouveau-Monde, rapporter souvent les symptômes les plus graves, bien que partis, quelques mois auparavant, avec des maladies en apparence peu sérieuses. Parfois, les femmes avec lesquelles ils communiquent sont atteintes de symptômes plus graves que les symptômes habituels, représentant même de temps à autre la syphilis des dernières années du XVe siècle, de manière a rapprocher les faits qui concernent le virus syphilitique de ceux qui ont été constatés pour le virus variolique et le vaccin ; disons enfin que les doctrines si habilement présentées et soutenues dans ces derniers temps, par Ricord, seraient le dernier complément des preuves de cette opinion.

Quoi qu'il en soit de son origine, la syphilis a été traitée de bien des manières différentes. A son apparition en Europe, cette maladie, qui présentait les plus grands rapports avec les affections cutanées, fut combattue par les mêmes moyens et surtout par les préparations hydrargyriques. L'abus du mercure ne tarda pas à produire de graves accidents, et l'on s'empressa, 24 ans après l'apparition de la vérole, aussitôt la découverte du gayac, de remplacer ce métal dangereux quand il est mal administré, par les sudorifiques, les autiphlogistiques et les purgatifs combinés. L'on obtint ainsi des cures palliatives et même des cures radicales. Reconnaissons, toutefois, que la méthode arabe ou diète sèche peut donner et donne d'excellents résultats sans le secours du mercure : cette méthode, trop peu connue et d'un si grand avantage dans les cas de syphilis très-invétérée, consiste dans le régime suivant : le malade ne s'expose ni au froid ni à l'humidité, il ne boit que de la décoction de gayac ou de salsepareille, et ne mange que des galettes sèches ou des biscuits de mer, des raisins secs, des figues, des amandes et des prunes sèches.

Tandis que le midi de l'Europe employait la diète sèche, et bien plus encore le traitement sans mercure, la France prescrivait au contraire le traitement mercuriel. Les Italiens et les Espagnols ne l'avaient utilisé que sous la forme de fumigations, de frictions ou d'emplâtres, les Français le prescrivirent à l'intérieur, protestant qu'il était le spécifique de la syphilis. Tel était, de 1537 à la fin du siècle, l'état de l'opinion qui n'a point varié dans le XVIIe, malgré les efforts de Blegny en faveur des sudorifiques, Au XVIIIe siècle, la méthode de Van Swieten en facilitant l'emploi intérieur du sublimé, fut un pas nouveau vers celles qui dominent aujourd'hui. A la fin du siècle, Swediaur et Hunter professèrent sur une psendo-syphilis des opinions toutes nouvelles, et distinguèrent des accidents vénériens, aggravés par le mercure, et des accidents syphilitiques guéris par les préparations mercurielles. Vers cette époque l'Angleterre essaya d'ébranler la confiance que l'on avait dans les préparations mercurielles et de leur substituer les acides minéraux; mais cette invention, enfant mort-né d'une chimie impuissante, n'a point survecu à ceux qui l'avaient préconisée, à Scot Cruiskshank et quelques autres médecins moins connus.

Au commencement du siècle, Abernethy et Carmichael restreignirent beaucoup la liste des affections dans lesquelles il faut employer le mercure. Ce dernier distingua les maladies vénériennes en maladies vénériennes proprement dites et maladies syphilitiques : les premières guérissables sans mercure, les secondes en exigeant l'emploi et présentant, les unes et les autres, des symptômes consécutifs très-différents, les premières sans caractère spécial, les secondes ayant pour forme primitive le chancre huntérien, et pour forme consécutive les accidents appropriés à la vérole proprement dite.

Pendant les guerres de l'empire, naquit le traitement sans mercure. Fergusson et Rose ayant obtenu dans la péninsule de très-bons résultats de cette manière d'agir, l'importèrent dans leur patrie. Guthrie vint ensuite appuyer leur opinion, tout en reconnaissant que le mercure est le remède par excellence dans les cas difficiles et dans les affections rebelles. Cette manière de voir acquit une plus grande importance encore, lorsque Thomson, l'un des professeurs du Collége de Chirurgie d'Edimbourg, déclara que les chancres et les bubons guérissaient sans mercure dans son service. Ce praticien reconnaît cependant que bon nombre de chancres ne faisaient que passer à l'état de chancres indurés, et qu'un dixième de ses malades était atteint de symptômes consécutifs, tels que des ulcères peu graves de la gorge et des syphilides. A la même époque, les médecins américains employaient aussi la même méthode Quelques-uns, tels que Rousseau, niaient même l'existence du virus syphilitique et l'efficacité du mercure, auquel ils attribuaieut la plupart des symptômes consécutifs. En France, les chirurgiens de la marine, ayant Keraudren à leur tête, et les chirurgiens militaires, tels que Ribes et Devergie, avaient bien reconnu l'utilité de ne pas soigner tous les malades par le mercure; mais il était réservé à l'école physiologique de l'abandonner complètement, comme n'étant point nécessaire au traitement. Sans doute, l'on peut guérir presque tous, peut-être même tous les malades sans mercure; mais s'en suit-il que cette méthode soit rationnelle?

Desruelles, Richond des Brus, Jourdan et Devergie, malgré des travaux très-remarquables, n'ont pu faire adopter leur pratique; mais, il faut l'avouer, nous leur devons les profondes modifications apportées depuis 15 ans dans le traitement des vénériens.

En 1833, l'auteur de cet écrit conçut la pensée de congrès scientifiques destinés à réunir annuellement en France tous les hommes qui désirent les progrès de la civilisation. Bientôt s'unirent à lui M. Duchâtelier, de Quimper, et M. Freslon, avocat à la Cour Royale d'Angers, et le premier congrès de France, le plus indépendant de tous; le seul qui ait laissé un programme général de quelqu'importance, ne tarda pas à se tenir à Nantes sous la présidence de M. Sevin, du Mans, l'un des esprits les plus éminents de notre patrie. Ce n'est pas ici le lieu de dire pourquoi, les réunions qui lui ont succédé l'ont considéré comme non avenu, pourquoi ces loquaces assemblées ont constamment dévié du premier programme. Rappelons seulement que l'on s'occupa sérieusement à Nantes des races humaines et des causes de l'abâtardissement de l'espèce, notamment de la syphilis, dont la suppression possible fut signalée dans la discussion comme le sujet d'une importante étude.

En 1835, mon honorable ami, le docteur Maréchal, frappé du contraste qui existait entre les diverses doctrines sur la syphilis, proposa à la section de médecine de la Société Académique de Nantes de faire éclairer cette question par un congrès médical. Une circulaire fut adresée par suite à toutes les sociétés qui correspondent avec la section, dans le but de les engager à se prononcer sur l'existence du virus syphilitique, sur l'utilité du mercure et l'efficacité du traitement antiphlogistique. Le congrès eut lieu, plusieurs sociétés, notamment celle de Lyon, y adhérèrent à l'unanimité, et 50 médecins, sur 52 présents au congrès, se prononcèrent contre M. Devergie et ses co-religionnaires scientifiques.

Nous avons oublié dans cette exposition les pays d'outre-Rhin : disons, toutefois, que la méthode sans mercure y a été expérimentée par Bruninghausen, par Fricke, qui a traité sans mercure, sans cependant proscrire ce médicament, par Wilhem, par Kluge et quelques autres. Disons encore que des écrits en assez grand nombre ont été publiés sur cette importante question, par Handschuch, par Becker, par Bonorden, Dieterich, etc., etc. La conséquence à tirer de la pratique et des écrits des novateurs de l'Allemagne, c'est que le mercure est utile, mais qu'il faut attacher une plus grande importance encore, qu'on ne le faisait autrefois, à la propreté, au régime, aux antiphlogistiques, aux purgatifs et aux sudorifiques, surtout dans les accidents primitifs.

L'état actuel de la science se ressent naturellement des luttes du commencement du siècle. En France, à Lyon, la vérole a été très-bien étudiée par plusieurs hommes d'un très-grand mérite, en tête desquels nous devons placer; Beaumès l'auteur d'un excellent traité des maladies syphilitiques; Gauthier, auteur de brochures du plus haut intérêt : Bottez, rapporteur de la commission qui a répondu au congrès de Nantes. Ces D[rs] se sont prononcés pour l'existence du virus et l'utilité du mercure, dont ils restreignent cependant l'usage, bien plus qu'on ne le faisait autrefois. A Paris, MM. Cullerier neveu, Lucas Championnière, Boyer, Gibert, Ricord, à Strasbourg, le docteur Ruef, narrateur des faits du service de Ristel-Huber, s'accordent sur l'existence du virus, tout en différant d'opinion sur les autres points de la question syphilitique. Les doctrines de Ricord étant celles qui font le plus de bruit dans le monde, c'est par elles que nous commencerons cette revue de l'état actuel de la science.

Ce professeur distingue les affections vénériennes en syphilitiques et non syphilitiques. Les premières reconnaissent, dit-il, pour cause un principe spécial inoculable, toujours le même, le pus du chancre. — La blennorrhagie, selon lui, à moins qu'il n'y ait des chancres dans le canal, n'est pas inoculable, et ne donne lieu à aucun accident consécutif, non plus qu'à la syphilis héréditaire. — Comparant la syphilis à la rage, il dit que le chancre est à cette maladie ce qu'est à la rage la morsure d'un animal hydrophobe. Il regarde, par suite, le chancre comme une maladie purement locale, aux premiers moments de son apparition, d'où cette conclusion pratique, que la destruction du chancre préserve le malade de la syphilis constitutionnelle. M. Ricord reconnaît à l'ulcère syphilitique trois périodes : l'une d'ulcération, pendant laquelle son pus est toujours inoculable ; la seconde de *statu quo,* qui permet encore, mais avec moins de succès, l'inoculation ; la troisième, de cicatrisation, qui ne donne plus un pus inoculable. Il attache une très-grande importance à l'induration des chancres, ne considérant la syphilis comme guérie, que le jour où l'induration n'existe plus ; aussi professe-t-il que les chancres indurés sont principalement la source des syphilis constitutionnelles. — M. Ricord n'admet point le bubon syphilitique d'emblée toujours en pareil cas, selon lui, un chancre a dû passer inaperçu. Il classe en deux séries les bubons qui concomitent avec la vérole ; les uns sont produits par l'absorption, les autres sont simplement syphilitiques. — Le chancre, et surtout le chancre induré, est la cause de la vérole constitutionnelle, maladie qui, comme la petite vérole, ne se manifeste guère qu'une seule fois. Les accidents qu'elle produit doivent être considérés comme secondaires ou tertiaires.

Les accidents secondaires sont les douleurs névralgiques qui s'exacerbent la nuit, l'engorgement des ganglions cervicaux, les rhumatismes syphilitiques, l'alopécie, les syphilides ou affections cutanées, qui n'attaquent que la peau et ne comprennent point dans leur travail morbide le tissu cellulaire sous-cutané. Ces affections cutanées du mal revêtiraient des formes diverses, selon les diverses périodes. Erythémateuses dans la première, elles seraient papuleuses dans la seconde, vésiculeuses dans la troisième; l'iritis syphilitique serait aussi classé au rang des accidents secondaires.

Les accidents tertiaires auraient pour premier caractère de n'être pas plus contagieux que les accidents secondaires.

Tandis que ceux-ci peuvent se manifester quinze jours après l'infection, les accidents tertiaires ne se produiraient guère qu'au bout de six mois, et ne se transmettraient plus par voie d'hérédité avec leur caractère propre, mais ils seraient la source des scrofules. Ces accidents ont pour siége ordinaire le tissu cellulaire, le tissu fibreux, le tissu osseux. L'un des élèves de Ricord, M. le docteur Gilée, qui nous a souvent servi d'aide, il y a six ans, fixe à vingt-sept années la plus longue période après laquelle ces symptômes tertiaires de la syphilis se soient manifestés. Nous avons publié un fait de cette nature, observé aussi par MM. Fouré, Marion de Procé et Bonamy, que nous avions appelés comme consultants.

Cette doctrine de M. Ricord, si elle n'est pas complètement exacte, a pour avantage incontestable d'exposer en une théorie claire et très-facile à saisir, tous les phénomènes morbides de la syphilis. Pour être juste avec cet habile chirurgien, nous devons ajouter qu'il a su tirer un bien meilleur parti que ses devanciers, dans le traitement des maladies syphilitiques, de l'iode, sous la forme d'iodure de potassium, pour combattre surtout les accidents secondaires et tertiaires; des toniques, et principalement de l'iodure de fer, pour restaurer le sang des malades rendus chlorotiques par la double action de la vérole et des mercuriaux.

M. Ricord est loin de répudier l'emploi des préparations mercurielles, qu'il administre, au contraire, à doses parfois très-élevées; il donne aussi fort souvent quatre grammes par jour d'iodure de potassium, surtout dans les tumeurs des os, et nous lui devons d'avoir fait faire à la thérapeutique de la syphilis le plus grand pas qu'elle ait franchi depuis longtemps.

M. Gibert considère le mercure comme le remède de la syphilis, mais il veut que son emploi soit précédé par l'usage des antiphlogistiques. Il croit aux bubons et à la vérole constitutionnelle d'emblée.

M. Boyer veut que le mercure soit administré, non-seulement dans le cas d'affection secondaire, mais encore dans tous les cas d'affection primitive, seul moyen, selon lui, d'éviter la vérole constitutionnelle. Chaque fois que la blennorrhagie s'accompagne de bubons qui ne se résolvent point, le même auteur veut que le mercure soit administré à l'intérieur.

M. Lucas Championnière nous a initiés à la pratique de M. Cullerier. Nous voyons dans son livre que M. Cullerier, tout en penchant vers les anciennes doctrines, a réduit considérablement, dans son service, l'emploi du mercure, qu'il n'en fait usage qu'après avoir inutilement employé les moyens proposés pour le remplacer. Il nous apprend aussi que, dans l'opinion de M. Cullerier, le mercure ne prévient guère mieux les récidives que le traitement antiphlogistique.

Le traité de Beaumès est, avec les travaux de Ricord, ce que la France a produit de plus remarquable depuis dix ans. Beaumès écrit moins bien que Ricord, il est moins original, mais il est bien rare qu'il n'ait pas complètement raison. Nous allons résumer en peu de mots son travail.

L'inoculation du pus d'un chancre primitif dans la période d'accroissement produit une pustule suivie d'un chancre. Le pus des ulcères constitutionnels ne produit rien sur l'individu lui-même, et il y aurait danger à l'inoculer chez un individu sain. Le pus des tubercules plats, pustules humides ou papules muqueuses, symptômes véritablement syphilitiques, ne donne point de résultats à l'inoculation et peut cependant communiquer la vérole. — Il n'admet point la parité : le chancre est à la vérole ce que la morsure d'un animal enragé est à la rage, et fait observer que dans la période d'incubation le pus virulent a pu exercer sa délétère influence bien ailleurs que sur la surface qui sera ulcérée. — Il oppose encore à cette parité les faits de vérole d'emblée et de bubons d'emblée, signalant ces derniers dont il a observé 23 cas comme incontestables. Il admet que le chancre non induré et non huntérien peut être suivi très-fréquemment de syphilis constitutionnelle ; il n'accepte pas dans toute son énergie cet aphorisme présenté par Ricord : dès que l'induration a lieu, elle est la preuve incontestable que l'empoisonnement existe ou va se faire. — L'induration, dit Beaumès, peut exister longtemps encore après que l'économie a été purgée de tout vice syphilitique. — Il distingue les symptômes de la vérole en primitifs, en concomitants, tels que le phymosis, et en constitutionnels. — Il pense que c'est dans les tissus formés en dernière analyse, par le sang solidifié, imprégnés par conséquent du même vice, qu'existe, que s'établit, que se perpétue la disposition syphilitique. — Il remarque que d'un côté la puissance morbide est générale, tandis qu'elle ne se dévoile souvent au dehors que par une lésion parfois très-circonscrite. — Dans la diathèse syphilitique, la transmission peut avoir lieu de la mère à l'enfant par le système vasculaire sanguin, du père à l'enfant par le sperme, de la nourrice à son nourrisson par son lait empoisonné. — A la seconde génération, les phénomènes morbides, produits par la transmission héréditaire, se présentent sous la forme scrofuleuse ou dartreuse. La syphilis héréditaire fait plus de ravages dans les pays à température froide et humide que dans les autres.

Etudiant la nature du principe contagieux de la blennorrhagie dans les faits, il arrive à cette première conclusion, que la blennorrhagie véritable produit un effet d'infection très-différent des écoulements dartreux, catharral, cancéreux et autres du canal ou de la vulve; il admet que, par l'inoculation, le pus blennorrhagique ne produit pas de chancres. Il y a toujours chancre chez le malade infectant, quand le malade infecté présente aussi des chancres, d'où il suit qu'il n'y a pas identité, entre le virus chancreux et le virus blennorrhagique ; que l'un ne peut pas se transformer dans l'autre, quoique le virus blennorrhagique puisse déterminer des symptômes constitutionnels de vérole; et cependant le pus du chancre peut produire une blennorrhagie sans chancres, blennorrhagie dont le pus inoculé ne reproduira point de chancres.

Les végétations se communiquent par le coït, comme la blennorrhagie, les pustules humides et les autres symptômes primitifs.

La conclusion naturelle de tout ce qui précède, c'est que la syphilis a perdu beaucoup de son activité depuis 1493, époque de son invasion, mais qu'elle présente encore à la médecine de nombreux cas d'une assez grande difficulté pour le diagnostic et le traitement. Nous guérissons plus vîte et mieux qu'autrefois; la thérapeutique des affections vénériennes a fait, comme on le voit, les plus grands progrès depuis quatre cents ans, mais guérir c'est bien peu de chose encore pour une maladie contagieuse, si sujette à de graves récidives, prévenir serait mille fois mieux. A défaut d'un vaccin préservateur, voyons donc maintenant ce que les conseils de l'art peuvent faire pour l'humanité.

DEUXIÈME PARTIE.

DES DÉSORDRES

PRODUITS PAR LA SYPHILIS.

Nous avons suffisamment exposé dans ce qui précède l'origine, la marche et les divers traitements préconisés contre la syphilis. Nous allons étudier maintenant les désordres qu'elle produit, les deux prostitutions, l'insuffisance des mesures administratives actuelles ; et nous dirons en terminant nos vues personnelles sous la forme d'un projet de règlement applicable à toute la France.

M. *** est d'une très-grande taille, d'une très-belle figure c'est un homme aux manières élégantes et distinguées qui appartient entièrement à l'aristocratie des gens de savoir et de bon ton. Son esprit et sa beauté lui ont valu bien des conquêtes dans sa jeunesse, mais tout n'est pas profit dans les guerres d'amour, et plusieurs fois il dut recourir au traitement de la syphilis. Toutes choses ont une fin dans le monde, et M. *** sentit un jour le besoin d'une affection plus solide, d'une société plus intime que celles qu'il avait rencontrées.

Se croyant très-sain, il se maria; mais d'une femme jeune et belle, d'un homme encore vigoureux et très-bien constitué, il n'est sorti qu'une progéniture dégradée, qu'une race abâtardie; tous les enfants de M. *** sont scrofuleux.

Mlle Fanny, ouvrière, jeune et jolie, grisette tout-à-fait piquante, travaillait fréquemment chez M. de N. Madame de N., femme très-belle et très-pieuse, avait la plus grande confiance dans la vertu de son ouvrière et celle de son mari. Mais celui-ci ne put résister aux charmes de la fille du peuple; vaincu par le démon de la chair, il employa pour triompher de la petite grisette l'influence de sa position, de son éducation, de son argent, et bientôt la séduction fut consommée. Fanny, très-sage jusqu'alors, se trouva par suite dans la position des filles entretenues. Le besoin d'un amant pour le cœur suivit l'acceptation d'un amant pour la bourse; aussi renouvela-t-elle connaissance avec un ancien camarade d'enfance, alors commis-voyageur. Celui-ci était atteint d'un de ces écoulements très-réduits qui ne donnent qu'une goutte purulente le matin. Sur la foi d'un médecin, trop peu expérimenté, il crut pouvoir se livrer aux plaisirs de l'amour, et Mlle Fanny contracta une gonorrhée qu'elle transmit à M. de N, celui-ci à son tour infecta Mme de N., qui a payé de plusieurs années de souffrances la faute d'autrui. — La faute eût été la même sans la syphilis, mais au moins Mme de N. n'eut pas eu à souffrir physiquement de la conduite de son mari, et le scandale eût été bien moindre.

M. A., officier très-distingué, par son esprit et ses talents, quitte son régiment pour entrer dans la vie civile, c'était pendant le Consulat; bientôt il se marie, mais il ne tarde pas à communiquer à son épouse une maladie dont il se croyait très-bien guéri. Nous avons vu sa femme abritée par un double voile contre les regards indiscrets ; elle est morte d'une carie des os du crâne, au bout de 27 années de souffrances, aprés avoir perdu le nez plus de 10 ans avant sa mort. Par un heureux hasard qui se montre souvent en pareille circonstance, tous ses enfants étaient parfaitement sains. Les chagrins du mari ont singulièrement abrégé sa carrière.

M. N., ancien militaire, a eu la vérole à 18 ans, c'était une simple chaude-pisse. Il s'est guéri et marié, il a eu des enfants qui paraissent très-sains il est grand-père de petits enfants qui paraissent sains, et cependant une vérole s'est manifestée chez lui plus de 36 ans après la première, par des symptômes consécutifs et constitutionnels.

M. A., n'a jamais eu la vérole, sa dame est à l'abri de tous soupçons, et cependant à l'âge de 25 ans elle a été atteinte de symptômes constitutionnels. En allant aux informations nous avons su que le père avait eu la vérole et l'avait transmise à son épouse pendant qu'elle *était enceinte ;* le père et la mère furent alors soignés avec toute l'apparence d'un succès complet.

La femme d'un marinier, étant nourrice accepte l'enfant de M. N. C'était une paysanne, jeune, vigoureuse. saine de corps et de cœur ; mais l'enfant qu'elle avait accepté était syphilitique, et bientôt elle fut empoisonnée, nous l'avons vue succomber, à dix ans de distance, atteinte de carie des os et d'engorgements ganglionaires énormes aux deux aines.

Voici la contre-partie : l'un de nos clients confie son enfant à une paysanne syphilitique, et bientôt, le nourrisson se trouve couvert d'une éruption dartreuse, dont l'aspect parfaitement caractérisé, ne permettait aucun doute sur la nature du mal.

Le laboureur G. vient un jour à Nantes vendre ses denrées et se grise à moitié. En quittant le cabaret, il rencontre des filles qui lui font des agaceries. Le malheureux était jeune, ardent, la tentation le prit de coucher avec une femme aussi bien mise et aussi jolie que la dame de son maître, (paroles textuelles) ; mais il devait la payer bien cher ! Deux ans plus tard sa femme mourait empoisonnée par la syphilis, ses enfants demandaient leur pain ; et lui-même, couvert d'une affection cutanée, presqu'aveugle, voyant à grand'peine à se conduire, était réduit à vivre aux dépens d'un frère, en attendant que la porte de l'hospice s'ouvrît pour lui.

Mme X., femme très-respectable et très-âgée, louait, pour vivre, des chambres à des jeunes gens dont l'un, malheureusement, était atteint d'une affection vénérienne. En faisant son lit, elle se porta la main aux yeux, après avoir touché ses draps, sur lesquels il y avait du pus. Prise aussitôt d'ophtalmie purulente, elle est devenue aveugle en quelques jours, et maintenant elle serait plongée dans la plus affreuse misère, si une charité intelligente et dévouée n'était venue la secourir.

Un imprudent jeune homme, atteint de divers symptômes syphilitiques, était venu dans sa famille, si je ne me trompe, pour tirer à la conscription. Sa sœur lui donna son lit, et coucha pour une nuit ou deux avec sa mère. Le jeune homme repartit bientôt, dans la crainte que l'on ne s'aperçût chez lui de sa position; mais il avait empoisonné ses draps, et sa malheureuse sœur, fille sage et vertueuse, ne tarda pas à voir se développer chez elle des tubercules plats, en quantité considérable. Elle était sur le point de contracter un mariage fort avantageux, qu'il a fallu retarder, et qui s'est rompu par suite.

M. A. était issu d'un père syphilitique. Cependant, il se portait très-bien, lorsqu'il fut pris un jour d'iritis syphilitique et de quelques autres symptômes constitutionnels, dans une de nos grandes écoles. On l'a fort bien guéri; mais cette maladie, d'abord méconnue parce qu'elle était restée à l'état larvé pendant 15 ou 16 années, l'a forcé d'interrompre ses études, et par suite sa carrière s'est trouvée brisée, sans qu'il se fût exposé lui-même au mal qui a détruit son avenir.

Voici une enfant qui s'est bien portée jusqu'à l'âge de 15 ans. L'on ne saurait élever le moindre doute sur sa conduite et sur la pureté de ses mœurs. La mère est une paysanne intelligente et d'une moralité bien connue; cependant, au moment de la menstruation, des ulcères se produisent dans les yeux et huit chancres bien caractérisés se manifestent sur les ailes du nez et sur les lèvres, tandis que la peau devient le siége d'une syphilide. — Chez elle, la syphilis était donc restée à l'état larvé pendant quinze années. — Le père avait eu la vérole et se croyait guéri quand il s'est marié.

Mme B avorte une première, une seconde, une troisième fois à six mois et demi. Ses enfants sont venus au monde atteints d'ophtalmie purulente, ridés, flétris, véritables petits vieillards. Son mari avait eu la vérole avant de se marier, et il n'en paraissait aucun symptôme.

. . .

En 1840, le maire de Nantes, usant à mon égard des droits que donnent de vieilles relations, me pria d'étudier la question des consultations publiques et gratuites. Heureux de l'obliger en servant quelque peu la cause du progrès, je traitai à mes frais cinquante maladies vénériennes et cinquante maladies de peau.

Les résultats scientifiques et économiques de cette étude furent ceux-ci, dont l'exactitude approximative est suffisante:

1° On peut guérir à la consultation les maladies vénériennes, au prix moyen de quatre francs par individu.

2° Il y avait alors à Nantes un vénérien sur trois ouvriers non mariés, dans un corps d'état très-nombreux. Dans un autre, un vénérien sur quatre. Le chiffre des étudiants atteints de la vérole était de un sur six, et probablement ce chiffre était le même parmi les jeunes gens de la classe instruite.

Depuis, nous avons su qu'il était résulté d'une confession faite dans une des grandes villes de France, à la suite d'un déjeûner où se trouvaient vingt-quatre convives, appartenant aux classes riches, que vingt-deux de ces messieurs avaient ou avaient eu la vérole.

Les faits que nous venons de raconter n'ont pas besoin de commentaires. S'il n'y avait à souffrir de la vérole que ceux qui s'y exposent, ce serait encore beaucoup trop; à plus forte raison, devons-nous désirer de supprimer un fléau qui afflige tant d'innocents. — L'on nous a souvent objecté dans le monde que c'est un mal utile, un frein nécessaire; que, sans elle, les jeunes gens n'auraient aucune retenue. Constatons d'abord, par les nombreuses récidives, que la vérole n'est pas un frein même pour ceux qui en connaissent tous les dangers et toutes les souffrances. Constatons encore que les péchés de luxure ne sont pas moindres aujourd'hui qu'autrefois, en Italie et en Espagne, malgré les accidents qui peuvent en être les suites; et puis le législateur placé à un point de vue plus élevé que les masses, a bien autre chose à faire, ma foi, que de se laisser guider par des préjugés, quelque respectable que soit leur source. Avant tout, il songe à l'avenir et s'efforce d'abriter les populations futures menacées d'altérations dans leurs germes; avant tout, il doit conserver à la patrie ses défenseurs et mettre nos campagnes à l'abri du fléau que nos soldats malades y répandent trop souvent; avant tout, il doit songer aux familles si souvent divisées par un mal qui fait éclater des désordres jusque là secrets. A Dieu ne plaise que je veuille faciliter l'adultère! mais je n'hésite point à déclarer ici que pour les mœurs, pour l'exemple, pour les familles, pour la société tout entière, l'adultère inconnu et ignoré a mille fois moins de gravité que l'adultère mis au grand jour par un procès en séparation, basé sur un empoisonnement syphilitique.

DES DEUX PROSTITUTIONS.

La prostitution est la source de la syphilis; or, il y a dans le monde deux sortes de prostitution : l'une secrète et clandestine tout-à-fait irrégulière, l'autre publique et plus ou moins régularisée. La première échappe le plus qu'elle peut à tout contrôle ; la seconde est forcée d'accepter une surveillance plus ou moins unitaire dans ses moyens et plus ou moins habile. C'est la prostitution clandestine qui fournit constamment les maladies les plus graves, c'est elle aussi qui empoisonne le plus de jeunes gens. Dans mon service l'une et l'autre sont séparées : la première est représentée par la salle n°   , la seconde par la salle n° 13; mais elle ne sont pas moins distinctes par l'importance des affections.

Dans la salle des prostituées clandestines, l'on rencontre quelquefois de petites lèvres couvertes de tumeurs tuberculeuses et sortant de la vulve de la longueur de 8 à 10 centimètres; c'est aussi dégoûtant pour le médecin que dangereux pour les jeunes gens qui usent de semblables filles.— Dans la même salle, l'on voit assez fréquemment des malheureuses couvertes de tubercules plats aux lèvres, sur les cuisses et l'anus, dans une étendue très-considérable, parce qu'elles ont beaucoup tardé avant de consulter le médecin. C'est encore là que se trouvent les maladies cutanées syphilitiques les plus difficiles à guérir. J'y ai vu et montré à mes élèves des femmes chez lesquelles le coït avait lieu dans une sorte d'entonnoir formé par le col de la matrice complètement ulcéré. C'est enfin chez les prostituées sans livret que l'on trouve le plus d'ulcères de la gorge et surtout du nez, le plus d'exostoses et de symptômes constitutionnels très-sérieux.

Dans certaines villes, les prostituées étant visitées deux fois la semaine, il s'en suit nécessairement que celles qui sont livrées à l'usage public doivent être généralement saines et que leur livret fait en quelque sorte foi de leur santé. Tous les efforts de l'autorité doivent donc avoir pour but de supprimer le plus possible la prostitution clandestine, tout en surveillant avec soin la prostitution régulière; mais que de difficultés dans l'exécution ! Attaquer de front la prostitution clandestine est presque impossible ; à chaque instant l'on risque de commettre de graves méprises et d'attenter à la liberté individuelle de la manière la plus outrageante. Quelle différence est-il possible d'établir entre la grisette qui se fait ou se laisse suivre et celle qui attend ses amants chez elle ? Quelle différence entre cette dernière et celle qui a plusieurs amants en titre ? Quelle différence entre celle-ci et la grisette entretenue proportionnellement par trois ou quatre jeunes gens qui lui font chacun une rente de..... par mois ? Quelle différence entre cette dernière et celle qui trompe son amant pour se livrer à plusieurs? Quelle différence entre celle-ci et les femmes d'un monde plus relevé qui agissent de la même manière? Quelle différence établir enfin entre ces dames et la femme mariée qui a plusieurs amants?

L'un de mes amis, jeune étudiant très-distingué, rencontre un jour dans les salons de Paris Mme la comtesse.... dont le mari, alors officier supérieur, se trouvait dans le midi de la France. Jeune et beau, possédant tout ce qu'il fallait pour plaire à une femme sensuelle, N. ne tarda point à être épris de cette dame qui était réellement très-séduisante. Après quelques jours de connaissance, il se crut le plus heureux des amants; mais huit jours plus tard mon condisciple me faisait part de ses misères : il était empoisonné. Jamais impression ne fut plus convenable, puisqu'il est mort deux ans plus tard des suites de cette vérole, malgré les excellents soins des médecins les plus habiles.

Jamais sans doute nos mesures de police ne pourront atteindre directement les dames du grand monde qui sont infectées, ni même la plupart des femmes entretenues. Penser le contraire serait absurde; mais il y a moyen, par des voies détournées, d'arriver un peu plus lentement, quoique sûrement au but, et ce par une meilleure réglementation des faits qui concernent la prostitution; c'est pourquoi nous allons les passer en revue.

DE LA PROSTITUTION DANS LES CAMPAGNES.

Si la prostitution peut être considérée dans les villes comme un mal longtemps encore nécessaire, il n'en est pas ainsi dans les campagnes où la surveillance de l'autorité ne peut suffisamment s'exercer qu'à la condition de dépenser des sommes considérables. « L'autoriser, ce serait corrompre nos laboureurs par l'un des vices de notre civilisation dont ils ne sentent nullement le besoin, ce serait aussi supprimer les garanties que nous donnent aujourd'hui les visites et les mesures de police des villes. » Déjà près de plusieurs de nos centres de populations, les filles publiques tendent à s'établir dans les campagnes. Un contrôle moins sévère, une existence moins coûteuse avec autant de facilités pour attirer la pratique, voilà ce qui leur donne du goût pour la vie des champs. Pourquoi n'ajouterais-je pas que l'ydille est dans la nature des hommes même les plus inférieurs et les plus dégradés, aussitôt qu'il s'agit d'amour? Déjà par suite de cette tendance la vérole se multiplie singulièrement dans les communes avoisinant nos villes; il est du devoir du gouvernement d'avoir l'œil ouvert sur les résultats qui naîtraient inévitablement de la moindre faiblesse à cet égard et de chasser impitoyablement les prostituées des lieux où elles ne sont pas indispensables. A notre sens, les filles publiques ne doivent s'établir dans une commune où il n'en existe pas encore, qu'après avoir obtenu l'assentiment du préfet du département.

DE LA PROSTITUTION DANS LES GRANDS ATELIERS.

Ou le peuple est mûr pour les droits politiques, et alors il faut lui en donner.

Ou le peuple n'est pas mûr pour les droits politiques, et alors ceux qui le gouvernent devront lui servir de tuteurs.

Traité en mineur pour ses droits, il le sera aussi pour ses fautes, et partout la main puissante de l'autorité saura le protéger. Enfant, il recevra l'éducation la plus propre à développer ses facultés physiques morales et intellectuelles, homme fait il trouvera du travail s'il se porte bien, des secours en cas de maladie; vieux, une retraite quand il aura blanchi dans l'atelier. Ainsi, le veut la loyauté, ainsi, l'exige la justice; mais qu'il y a loin de notre pratique à cette théorie!

Dans nos grands ateliers, l'on réduit de plus en plus les salaires; la misère et les vices qu'elle engendre augmentent en proportion.

Les hommes et les femmes ne travaillent point séparement, comme aux États-Unis, ce qui produit de nombreux désordres.

La loi sur les enfants n'est pas exécutée, ce qui abâtardit la race.

Les femmes sont contrôlées directement dans leurs travaux par un contre-maître, ce qui lui permet souvent, quand il est vénérien, d'empoisonner les plus jolies.

Les hommes et les femmes sortent ensemble, ce qui n'est pas non plus sans inconvénients.

Enfin, la misère est là, avec ses fatalités, terribles, et si parfois l'honneur crie plus haut qu'elle, le suicide lui vient en aide.

A quoi bon parler maintenant de la concurrence faite aux travailleurs par les détenus des prisons et des fâcheuses conséquences qui en sont la suite?

A quoi bon parler de la concurrence faite aux ouvrières de nos villes, par les maisons religieuses, et surtout par celles qui reçoivent les filles dites répenties, parmi lesquelles si peu le sont réellement, et de bonne foi? N'est-il pas à la connaissance de tous que cette concurrence, en abaissant le salaire des ouvrières libres ou en diminuant le nombre des journées de travail, de celles qui sont employées dans les maisons particulières, conduit nécessairement un grand nombre de filles du peuple à rechercher des amants qui les aident, des amis qui leur veuillent du bien, pour me servir de leur expression? Ces amis, ce sont des hommes de 30 à 50 ans presque toujours de la classe élevée; après eux ou en même temps, viennent fatalement des jeunes gens qui paient de leur personne. Plus agée, la pauvre ouvrière trouve moins bien et descend de quelques échelons dans l'échelle des entreteneurs, jusqu'à ce qu'un jour elle arrive fatalement à la prostitution; car, il en est des filles du peuple, comme des oranges, que nous savourons d'abord et que nous jetons ensuite sur le fumier après en avoir exprimé le jus.

HOSPICES.

La plupart des villes de nos départements n'ont point d'hospices spéciaux, consacrés aux maladies vénériennes. Les prostituées se trouvent confondues à l'hôpital avec les filles non prostituées, de telle sorte que celles qui ne sont pas entièrement perdues achèvent de s'y corrompre. Beaucoup de villes n'ont même aucun hospice où l'on reçoive les vénériennes. — Il en est encore, comme à Bourbon-Vendée, où les maîtresses de maison sont obligées de payer pour les filles publiques quand elles sont atteintes de la vérole, ce qui les porte, soit à dissimuler le plus possible les maladies de leurs prostituées, soit à les expédier par la diligence dans les villes où elles sont reçues dans les hôpitaux.

Dans bien des services, la visite se fait sur le pied du lit, ce qui nécessite l'emploi de la lumière et rend l'usage du spéculum plus difficile et moins sûr, à cause des reflets rougeâtres qui peuvent simuler l'irritation du vagin. Il est aussi plus facile en pareille occurrence de tromper le médecin, sur des écoulements de la matrice et du vagin, par des lavages faits à propos. Toutes les prostituées ont sous ce rapport une dextérité merveilleuse. Dans les hospices mieux installés, il existe bien un cabinet où la visite se pratique en plein jour, sur un lit fait exprès; mais encore ce cabinet est généralement unique et les filles publiques s'y rencontrent, ou se rencontrent à la porte avec les autres vénériennes, ce qui leur permet de les reconnaître dans le monde.

Dans notre opinion, chaque département devrait avoir son hospice spécial des maladies de la peau et des maladies vénériennes, comme cela existe à Lyon. Le service des femmes se diviserait en deux, ce qui permettrait d'occuper deux médecins et de créer dans cette spécialité deux hommes habiles au lieu d'un. Chaque service aurait son cabinet de visite, pouvant contenir 6 à 8 personnes, un lit placé en face d'une fenêtre et un coffre à pansement. Toutes les femmes de mon service sont visitées au spéculum au moins trois fois par semaine, et pansées au besoin avec l'intermédiaire de cet instrument; ce n'est pas trop, et ce minimum pourrait être pris pour règle.

Aussitôt que l'on arrive à la pratique des questions que

présente la prostitution, l'on est étonné des nombreux cas particuliers qui s'offrent à l'étude. Quelques-uns demandent à être exposés dans cette brochure.

Que faire des filles qui sont épileptiques ou qui ne sont point conformées de manière à servir à la prostitution ? Lorsqu'une malheureuse présente une matrice plus basse que de coutume, un col à l'entrée de la vulve, c'est-à-dire exposé à l'action incessante du membre viril, chaque coït l'expose à un ulcère, et aussitôt qu'elle devient syphilitique, chaque coït est suivi nécessairement chez l'homme qui en a usé d'une affection grave. Si, lassée de souffrir, elle entre dans une maison de refuge, c'est ce qui peut arriver de mieux ; dans le cas contraire, elle est prédestinée à toutes les misères et devient une source féconde d'empoisonnements. Quant aux épileptiques, et le nombre en est assez considérable, elles sont la source de trop de querelles et d'inconvénients dans les lieux publics pour y être maintenues.

On peut se demander encore quelles filles il faut garder ? quelles filles il faut renvoyer ? La certitude de la guérison n'étant pas absolue, nous croyons qu'on peut prendre pour règle de ne jamais renvoyer une fille atteinte de symptômes contagieux et d'être assez facile sur le reste.

Quand un écoulement purulent de la matrice est devenu semblable à une décoction légère d'amidon ; quand une hypertrophie des caroncules myrtiformes n'a rien de rougeâtre et s'appuie sur une muqueuse saine ; quand une exostose paraît tout-à-fait stationnaire et ne produit aucune douleur ; quand la cicatrice d'un chancre, quoique rougeâtre, est bien solide, nous permettons aux filles de rentrer dans le monde.

Cette question pourrait être résolue différemment dans bien des services, si les filles n'y devenaient malades d'ennui par suite de leur emprisonnement et de la défense de se mettre aux fenêtres du côté des cours, comme cela se pratique à Nantes.

Un écoulement purulent d'une espèce autrefois bien rare, aujourd'hui trop commune, se présente maintenant dans nos hospices et mérite d'être signalé à l'autorité; il s'agit de celui qui est la suite de l'avortement. Des médecins ambulants et des sages-femmes ne nous laissent rien à envier sous ce rapport aux Etats-Unis ; aussi les graves métro-péritonites, produites par les substances qu'elles font prendre aux filles enceintes sont-elles assez communes pour que nos élèves puissent les étudier. Sans doute les femmes qui en sont atteintes nient pour la plupart le fait qu'on leur impute, mais il est facile avec un peu d'adresse de les faire se couper dans le récit des premiers symptômes de leur maladie.

Où faut-il placer les hospices de vénériens? Cette question mérite une grande considération. Si les filles vénériennes prennent l'air et travaillent, leur guérison sera bien plus prompte, partant, bien moins coûteuse que si elles sont emprisonnées, comme à Nantes et dans quelques autres hospices. La nourriture est aussi moins chère à la campagne ou hors barrière que dans nos villes. Il importe donc de placer un hospice de vénériens en dehors de l'octroi, sur un terrain d'un prix peu élevé par lui-même, afin d'avoir de grandes cours et des jardins. La question de l'eau n'est pas indifférente ; des bains nombreux sont indispensables pour celles qui ont des maladies cutanées, c'est-à-dire pour un quart ou un cinquième d'entre elles, et les autres ont besoin d'injections et d'ablutions fréquentes. Dans mon service, j'exige que toutes les filles se lavent intérieurement trois fois le jour, à diverses reprises chaque fois, avec une seringue à injection.

Un réglement général pour tous les hospices de vénériens de France serait extrêmement utile. Ce réglement devrait comprendre le nombre, l'espèce et la durée des prières, moyen puissant, quand il est utilisé avec mesure et habileté; la nature et la durée des lectures; les attributions du chef de service; l'emploi de l'argent que les filles peuvent gagner par leur travail : car dans bien des maisons, on sait leur reprendre, par la vente d'aliments nuisibles à leur régime, le peu qu'elles ont pu gagner pendant leur maladie, par leurs travaux d'aiguille ou de couture Ce réglement devrait être très-explicite sur les punitions, dont on abuse bien souvent, surtout dans les maisons tenues par des religieuses, et sans aucun doute il préviendrait un grand nombre de conflits et d'abus. Il suffit, pour faire comprendre l'importance de prières et de lectures convenables, de dire que la plupart des filles publiques sont des catholiques idolâtres; j'en ai remarqué un grand nombre, dans mon service, qui portaient des médailles dites miraculeuses, dans le but de se préserver de la vérole.

Sous aucun prétexte, je ne permettrais aux maîtresses de maison de faire soigner leurs filles en ville; mais je les autoriserais à les faire déposer, à leurs frais, dans des maisons de santé ou des hospices suffisamment surveillés par l'autorité, seul moyen bien certain de mettre les prostituées malades dans l'impossibilité de se livrer au coït.

Dans beaucoup d'hospices il existe des salles où l'on reçoit les filles enceintes avant qu'elles entrent à la maternité. Celles qui ont, à Nantes, cette destination, passent par mon service. La plupart sont vénériennes et toutes cherchent à dissimuler leur position. Au moment où j'écris ces lignes, j'en ai cinq qui présentent les symptômes les plus affligeants. En général, ces filles n'entrent à l'hospice que dans le septième ou le huitième mois de leur grossesse; aussi le médecin n'a-t-il pas le temps de les guérir avant l'accouchement. — Leurs enfants sont un fléau véritable. Il est rare qu'ils ne soient pas, dès la naissance, couverts de syphilides ou atteints d'ophtalmies purulentes; souvent ils deviennent aveugles; beaucoup d'entre eux empoisonnent les laboureurs qui les prennent en nourrice, alors même qu'ils ne sont pas allaités. (J'ai actuellement dans l'une de mes salles une femme et ses deux enfants qui ont été infectés par un enfant de l'hôpital.) Plus on étudie le sort de ces petits êtres, plus l'on trouve que leur existence est un malheur pour eux et pour la société: pour eux, en ce qu'ils guérissent rarement bien; pour la société, parce qu'ils contribuent nécessairement à l'abâtardissement de la race. Je pourrais citer telle fille abandonnée qui, malgré plusieurs années de séjour à l'hôpital, est arrivée à l'âge de vingt ans avec un écoulement leucorrhéique dont on n'a pu la débarrasser. J'ai vu par moi-même combien ces écoulements sont difficiles à faire disparaître chez les enfants d'un à six ans. Ce sont là des êtres qui justifieraient en vérité la coutume spartiate, si le Christianisme, dont notre patrie fait profession, pouvait l'accepter. — Le moyen de remédier à un mal aussi grand, ce serait de supprimer la vérole. En attendant, l'on peut et l'on doit soumettre toutes les filles enceintes qui entrent dans les hospices, à l'inspection la plus sévère. En pareille occurrence, le médecin doit être d'une inébranlable fermeté. Ni les prières des religieuses, ni les recommandations des plus grandes dames et des ecclésiastiques les plus honorables ne doivent arrêter son positivisme inquisiteur. Quant à moi, soit hasard, soit plutôt parce qu'il en est toujours ainsi, j'ai constamment reconnu que les filles les plus dévotes, que celles qui se faisaient le plus recommander par des personnes en religion, étaient plus souvent malades que les autres. Peut-être qu'après avoir soigné les mères syphilitiques, avant leur accouchement, il serait convenable de les garder ensuite dans les hospices, avec leurs enfants, le temps nécessaire pour les guérir. Je ne vois pas de motif d'économie qui puisse permettre d'exposer les familles de respectables laboureurs à l'infection syphilitique. En tout cas, l'on devrait prévenir ces braves gens des dangers qu'ils courent. Est-il plus loyal et plus honnête de leur livrer des enfants vénériens que de donner un faux billet de mille francs? Ces deux fautes, l'une tolérée par l'habitude, l'autre punie par la loi de la peine de mort, sont égales à mes yeux; et à tout prendre encore, celle du faux monnayage serait la moins nuisible à la société. J'ai soumis ces observations aux administrateurs des hospices de Nantes, et elles ont été parfaitement accueillies. Puisse-t-il en être ainsi partout!

MAISONS DE REFUGE.

La plupart des maisons de refuge présentent de grands défauts. Les filles y sont astreintes à des prières longues et monotones. Leur travail n'y a rien d'attrayant. Il ne fatigue point le corps et permet à l'esprit de voyager au loin dans le vieux monde. Ces maisons, pour la plupart, sont situées dans des faubourgs et les bruits de la ville n'expirent pas à leur porte. Nous en voudrions deux espèces distinctes : les unes consacrées aux filles repenties, les autres aux vieilles prostituées et aux filles impropres à la prostitution. Les unes et les autres seraient situées à la campagne, aussi loin que possible des villes. La nourriture y serait saine, la règle sévère, de courtes prières auraient lieu trois fois le jour, et le travail serait une obligation pour toutes. Le coucher se ferait de bonne heure ; mais on se leverait à cinq heures et demie en hiver, à quatre heures en été. Des lectures attrayantes seraient faites pendant les repas. Les causeries seraient courtes et rares, le silence étant de règle habituelle.

MAISONS DE PROSTITUTION.

Entrez chez un boucher ou chez un boulanger, vous trouverez au lieu le plus apparent un imprimé qui vous dira le prix du pain et de la viande et les instructions de la police à ce sujet. Allez en été sur le bord de nos fleuves et vous y lirez sur des poteaux que la baignade est très-dangereuse de tel endroit à tel autre endroit ; mais dans les lieux publics vous ne voyez rien qui annonce le pouvoir et la surveillance de l'autorité

Lorsqu'après avoir donné satisfaction à ses appétits grossiers, le jeune homme se prend à reflèchir, son premier soin est de demander à la prostituée qui lui a servi si elle est saine, si elle s'est lavée avant le coït et s'il peut vivre en paix. Quoi qu'il en soit, il sortira honteux comme un renard qu'une poule aurait pris; mais je ne vois pas la nécessité qu'il passe huit ou quinze jours dans les angoisses de l'inquiétude, qu'il néglige ses études ou ses affaires, toujours sous l'appréhension de cette terrible vérole qui est pour lui comme l'épée de Damoclès.

A tout prendre, je préférerais de beaucoup, pour les jeunes gens, l'usage des filles publiques à celui des grisettes : avec elles moins de dangers pour la santé, moins aussi de ces amourettes qui détournent l'homme du but sérieux de la vie; pas de bâtards à nourrir et à introduire dans la famille; pas de mariage absurde à redouter pour les parents; en un mot, point de liaisons dangereuses.

Si telle est l'opinion du pouvoir, pourquoi ne pas le dire? Je voudrais dans chaque chambre de prostitution une grande pancarte donnant aux jeunes gens les meilleurs conseils hygiéniques. A côté du dégoût que je chercherais à leur inspirer par ces imprimés pour les prostituées publiques, je placerais le tableau des dangers de la prostitution clandestine, et je m'efforcerais ainsi de détruire le plus possible cette prostitution si dangereuse au moral comme au physique.

J'accorderais aux maîtresses de maison le droit de visiter tous les hommes qui se présentent chez elles, et j'accorderais le même droit aux prostituées, les autorisant par mon arrêté, placardé sur le mur, à se refuser aux désirs des hommes malades ou suspects.

Je voudrais que la tranquillité la plus grande régnât dans les maisons publiques, là s'exécuterait une police juste et sévère contre les perturbateurs quels qu'ils fussent, seul moyen, sans aucun doute, de permettre aux hommes faibles ou pusillanimes de ne pas courir après les prostituées clandestines.

Toutes les filles publiques seraient tenues de posséder une seringue à injection, propre et en bon état; chaque fille publique devrait se laver plusieurs fois le jour. Ces lavages seraient faits soit à l'eau froide, soit avec une solution alcaline. Dans les villes de garnison, certaines maisons seraient désignées aux soldats, et la visite en serait faite spécialement deux ou trois fois par semaine par les chirurgiens militaires.

Toutes les filles, présentant d'anciens symptômes de vérole ou des symptômes évidemment vieux de plus de quatre à cinq jours, seraient punies corporellement, et leurs maîtresses de maison le seraient pécuniairement, de manière à les rendre les unes et les autres désireuses de dénoncer tous les cas douteux.

De plus, toutes les chambres seraient numérotées, tous les lits le seraient aussi, et toutes les maisons publiques porteraient un numéro très-visible avec une lanterne de couleur, de telle sorte qu'il fût presque toujours facile à un homme de retrouver la fille qui lui aurait communiqué la vérole.

L'autorité, à mon sens, doit intervenir dans ces questions tout comme elle intervient dans le choix du mode de vidange dans les questions de toucs et de matières fécales.

La suppression des maisons de *passe* est l'acte le plus moral que puisse faire un gouvernement. C'est là que trop souvent des femmes qui occupent un rang élevé dans le monde se rencontrent avec leurs amants, méconnaissant à la fois eurs devoirs d'épouse et de mère ; c'est là que l'on trafique de l'honneur et de la vertu d'un grand nombre de jeunes filles ; beaucoup de femmes qui seraient retenues par la honte d'entrer dans une maison de prostitution ou par la crainte d'y être surprises, se laissent entraîner avec la plus grande facilité dans ces maisons à deux issues où tout leur promet des péchés faciles et secrets. Vous tuez les entremetteuses, me dira-t-on : le grand mal en vérité ! est-il donc nécessaire que tout le monde vive, et mon travail n'a-t-il pas pour double but de rendre les mœurs plus loyales, en même temps que de réduire ou supprimer la vérole ? C'est encore dans les maisons de passe que, contrairement à la loi, la prostitution s'exerce à l'abri de tout contrôle facile sur des jeunes filles qui n'ont pas atteint l'âge légal pour être vicieuses. Je suis convaincu que sous ce dernier rapport nos lois sont en général très-mal exécutées. L'on craint peut-être trop de poursuivre ces vieux libertins du grand monde, ces hommes souvent titrés si avides des prémisses des jeunes filles, qui jettent un grand nombre d'enfants dans la débauche. Souvent, il est vrai, les entremetteuses les trompent. Il est des virginités que l'on a payées jusqu'à 10 fois ; mais combien de mères qui n'eussent jamais vendu leurs filles, sans les facilités que donnent au libertinage les maisons de passe ou de tolérance !

Trois domestiques s'associent à une quatrième qui se met dans ses meubles. L'appartement se divise en deux pièces. Les associées y viennent : celle-ci, pendant que sa maîtresse la croit à l'église ; cette autre, avant d'aller au marché ; la troisième, sous un prétexte quelconque. Quelquefois, l'une de ces domestiques promène avec elle un ou deux des enfants de son maître. Voilà une maison clandestine de passe comme il en existe à Nantes, et en général dans toutes les villes de garnison.

D'autres sont instituées différemment. Mme D., appartenant à une famille très-distinguée, mais déchue de sa position, par inconduite, a des chambres garnies qu'elle loue à des grisettes qui n'y viennent que le soir, et pour lesquelles elle promène et voyage dans la ville, recrutant surtout parmi les vieux amateurs du théâtre et les hommes tranquilles, âgés de plus de quarante ans, prenant force précautions, du reste, contre la syphilis, qui ne tarde pas à être importée par quelque jeune homme de contrebande, et par faire de la sorte irruption dans sa maison.

Telle autre entremetteuse passe sa vie dans les églises; à la voir si dévote, l'on croirait l'une des plus pieuses dames du lieu. Eh bien, c'est de toute autre chose que de religion qu'elle s'occupe: elle est la pourvoyeuse des libertins dévots.

Ici, c'est bien pis encore; c'est une femme très-adroite, dont la maison a deux ou trois issues, et qui reçoit chez elle des ouvrières et des domestiques; au besoin, elle va en ville, porter des propositions aux ouvrières, aux domestiques honnêtes, aux demoiselles de magasins, et même quelquefois à des femmes d'une position élevée. Le seul moyen de supprimer des maisons semblables, c'est d'établir une pénalité sévère, et d'être à la piste de toutes celles qui existent.

Mais attendu qu'il est impossible d'arriver sans espionnage et sans délation à la découverte de ces maisons, nous croyons qu'il est permis de recourir à ces déplorables moyens, toutefois en n'accordant jamais trop d'importance aux révélations même les plus circonstanciées. — Les maîtresses des maisons publiques, toujours hostiles aux maisons clandestines;

les filles publiques, qui haïssent instinctivement les prostituées non-enregistrées; les soldats malades, les domestiques malades et soignées dans les services consacrés aux vénériennes libres, enfin les femmes préposées aux pansements des vénériennes dans les hospices, voilà les personnes qui peuvent fournir d'utiles renseignements. Ajoutez que dans notre opinion, la police doit posséder la liste des vénériennes soignées dans les hospices ou à la consultation des hospices.

Pour que ce qui précède soit bien compris, nous devons rappeler qu'il y a aujourd'hui : 1° des maisons de prostituées autorisées ; 2° des maisons de passe où les prostituées ne demeurent pas, mais où elles viennent trouver leurs pratiques ; 3° des filles publiques en chambre ; 4° des prostituées clandestines ; 5° des maisons clandestines dites de passe, probablement parce que les filles que l'on y trouve n'y habitent pas.

VISITE DES FILLES.

Ici (à Nantes), les filles sont visitées tous les quinze jours, A Brest, les visites ont lieu deux fois la semaine. Il est des villes où la visite ne se pratique qu'une fois par mois. Il en est d'autres où elle a lieu de si grand matin, que c'est en quelque sorte de nuit. Il en est d'autres où les filles ne sont nullement visitées ; sous ce rapport, il faut un système tout-à-fait régulier pour toute la France.

Dans mon opinion, ce n'est pas trop que les prostituées soient toutes visitées, deux fois la semaine, par un médecin; mais je voudrais, en outre, que les maîtresses de maison fussent obligées, par une sorte de coërcition, de les visiter elles-mêmes extérieurement tous les jours.

S'il y a deux médecins visiteurs des filles, il convient qu'ils se contrôlent en visitant les mêmes femmes : celui-ci le lundi, l'autre, le jeudi ou le vendredi S'il y en a quatre, il convient encore de les faire alterner, de manière à inspirer plus d'inquiétude aux filles, et plus de tranquillité à cette partie de la population qui en fait usage.

Non-seulement toutes les filles des maisons publiques, mais encore toutes celles qui demeurent en chambre et toutes celles qui ont été surprises dans les maisons doivent être soumises à la visite, ainsi que les maîtresses des maisons de prostitution, quel que soit leur âge, et les domestiques de ces établissements. Ces visites doivent être faites pour toutes les filles publiques dans un local commun; mais il convient que ce local soit retiré du centre des villes et placé de telle sorte que les filles de certaines maisons puissent y arriver en fiacre.

Une visite inopinée et de contrôle faite une fois par mois me semble le complément naturel des doubles visites hebdomadaires.

REMPLÇAANTS.

Je sais par expérience que dans l'Ouest de la France sur trois remplaçants deux ont la vérole, soit évidente, soit à l'état larvé, et *à priori* je ne les crois point plus malades que dans le reste du pays; mais comment pourrait-il en être autrement, lorsque beaucoup des commerçants qui font la traite des blancs, paraissent avoir pour but de reprendre d'une main dans des maisons de prostitution et des cabarets tenus par eux, ce qu'ils donnent de l'autre en argent comptant. — Les remplaçants ne sont pas souvent malades avant de venir dans nos grandes villes. C'est surtout à Bordeaux que les basques, à Nantes que les bretons contractent la syphilis. Si l'on veut qu'ils arrivent à l'armée plus sains de corps et de cœur, il faut les faire recevoir comme remplaçants, aussitôt la signature de leur contrat, dans le département où ils sont encore et les autoriser à s'engager comme remplaçants pour des hommes, dont le nom laissé en blanc dans leur acte de vente, pourra être rempli plus tard par celui qui trafique de leur existence; de cette manière, ces pauvres diables seront moins corrupteurs pour l'armée et rattachés à la société par un petit pécule disponible à leur libération. Aujourd'hui, ceux qui sont malades ont le plus grand intérêt à dissimuler leurs affections, et c'est un tort très-grave de l'autorité de mettre ces hommes entre leurs devoirs et leurs besoins. J'ajouterai, que les visites des remplaçants sont souvent d'une sévérité exagérée. J'ai contrevisité, comme médecin particulier, des hommes qui avaient été refusés et qui possédaient au plus haut degré toutes les qualités du soldat. En ma qualité de médecin des douanes, j'en ai souvent visité d'autres qui sont aujourd'hui au nombre de nos meilleurs employés, et par leur zèle et par leur santé.

SOLDATS ET MARINS.

MESURES PRISES EN BELGIQUE.

Nous ne saurions rien faire de mieux à ce sujet que de reproduire en entier un excellent article du 3 janvier, de la *Gazette Médicale de Paris*. Nos administrateurs militaires et civils y trouveront les meilleures indications sur les moyens à employer pour supprimer en France la syphilis.

Voici cet article :

Il s'opère depuis quelques années, à nos portes et presque sous nos yeux, un mouvement auquel la France n'est sans doute pas restée étrangère, mais qui n'a cependant point encore assez fixé son attention. Une nation voisine, rongée comme nous par le hideux fléau de la maladie vénérienne, s'est enfin réveillée de l'apathique sommeil qui depuis tant de siècles courbe les fronts devant cette contagion dévorante, comme devant une puissance fatale à laquelle il faudrait nécessairement payer son tribut de victimes Non contente de remédier à ses ravages, non contente de chercher à les diminuer, l'administration a voulu les éteindre, et déjà une amélioration inespérée de la santé publique garantit le succès qui attend la continuation des mêmes efforts. Pour cette branche importante de l'hygiène sociale, la Belgique, on peut le dire avec assurance, marche à la tête des contrées ses rivales ; nous l'avouons sans peine, parce que, d'un côté, au-dessus d'un service civique à glorifier, il y a là surtout un exemple à imiter, et qu'il faudrait être bien malheureusement organisé pour ne pas sentir en son cœur le mouvement d'une reconnaissance si légitime étouffer tout murmure de la vanité nationale humiliée.

Quoique, en fait de mesures de ce genre, le mérite du résultat obtenu puisse toujours être revendiqué par plusieurs, il s'est cependant rencontré un homme auquel l'opinion publique s'accorde à en faire honneur. Cette fois, du moins, le cri de la multitude n'est qu'un écho de la vérité. Par sa courageuse initiative, par sa prudence dans la création, par sa fermeté persévérante dans l'exécution, M. Vleminckx, inspecteur général du service de santé des armées, a réellement mérité d'attacher son nom aux heureuses réformes dont la Belgique est actuellement le théâtre. Du reste, c'est par ses actes que nous nous proposons de le faire connaître, c'est en racontant diverses et utiles innovations dont il a su en si peu de temps généraliser l'application, que nous voulons maintenant justifier ces éloges anticipés.

1. — C'est à l'Académie royale de Médecine de Belgique que sont dûs en grande partie les nouveaux réglements sur la prostitution, adoptés pour la ville de Bruxelles. Une organisation déplorable, ou plutôt le manque presque absolu d'organisation de ce service, avait depuis longtemps donné à cette capitale le hideux aspect qu'offrait jadis Paris antérieurement à l'administration de M. Debelleyme. Des groupes de prostituées stationnant librement sur la place publique

invitaient les passants du geste et de la voix ; rien ne réprimait leur cynique audace, et les arrêtés pour les visites à leur faire subir ne donnaient à la santé générale que d'insuffisantes garanties. En présence de ces abus, que tolérait l'autorité municipale, sans doute par défaut de confiance en son pouvoir à faire le bien, l'un des membres les plus influents de l'Académie, M. Seutin, prit franchement l'initiative. Le 26 décembre 1842, il déposa sur le bureau une proposition formelle de s'adresser au ministre de l'intérieur, *à l'effet d'obtenir des dispositions législatives propres à restreindre les maladies syphilitiques*. Une commission, composée de MM. Craux, Lebeau, Seutin, Tallois et Vleminckx, s'occupa immédiatement de rassembler et de coordonner les principaux objets à solliciter de l'autorité supérieure ; et, après quatre mois de travail, elle fit connaître, par l'organe de M. Vleminckx, le résultat de ses délibérations. Dans un rapport plein de force et de logique, l'honorable président s'attacha à démontrer l'urgente nécessité des cinq mesures suivantes : 1° faire en sorte que les filles mineures et les femmes mariées, se livrant notoirement à la débauche, soient assujetties aux réglements sur la matière ; 2° interdire entièrement le stationnement et la promenade des prostituées ; 3° nommer, dans toutes les communes populeuses, un ou plusieurs médecins et un commissaire spécialement chargés de la surveillance des prostituées ; 4° donner aux autorités communales plus de latitude pour sévir contre les prostituées en général ; 5° enfin, admettre gratuitement les personnes atteintes de maladies syphilitiques dans les hôpitaux, et leur en faciliter l'accès.

Ces propositions, comme on le voit, statuaient largement sur la matière, et tranchaient plus d'une question délicate.

Aussi n'étaient-elles assurément pas de nature à être adoptées sans discussion par l'autorité supérieure. Mais elles révélaient du moins un sentiment profond de la souffrance publique, et un ardent désir d'essayer enfin quelque chose pour extirper cette lèpre du corps social. Aussi semble-t-il que, en principe et tout en modifiant peut-être certains articles, l'Académie eût dû s'associer par acclamation à cette philantropique motion. C'est ce qui n'arriva point cependant, et peu s'en fallut que ce généreux élan ne fût comprimé et étouffé à son origine même. Il existe dans toute compagnie un banc isolé où s'asseyent les rigides observateurs de la lettre écrite, les formalistes impitoyables, gens fort sensés, très-logiques, excellents citoyens et bons pères de famille sans contredit, et mus, on n'en saurait douter, par les meilleures intentions; mais qui ne sauraient permettre, sous aucun prétexte, la moindre infraction au réglement, et verraient brûler l'édifice social sans y laisser jeter une goutte d'eau avant d'être sûrs que les secours contre l'incendie ont été demandés et envoyés par la voie légale. En cette circonstance, les prudents de l'Académie belge ne manquèrent pas l'occasion; et vraiment l'occasion était belle. *Pouvons-nous*, disaient-ils, *prendre l'initiative alors qu'il s'agit d'appeler l'attention du gouvernement sur des mesures d'hygiène publique pour lesquelles nous n'avons point été consultés officiellement? D'ailleurs, en supposant que le gouvernement accepte nos conclusions, nous n'obtiendrons rien encore, car il existe dans la loi communale un article qui confère à l'autorité municipale seule le droit de faire les réglements qu'elle juge nécessaires et utiles pour tout ce qui concerne la prostitution. Enfin, la prostitution se comporte différemment selon les diverses localités; c'est donc avec raison que la loi a dû laisser à chaque administration communale la faculté de prendre telles mesures que les nécessités locales lui paraîtraient exiger.*

A cette argumentation très-fondée en droit strict, que pouvait-on répondre? Rien autre chose que ce que dirent MM. Vleminckx et Seutin : « L'autorité communale possède seule, il est vrai, le droit de réglementer la prostitution ; mais il est certain qu'une invitation faite à elle par le gouvernement, et surtout une invitation basée sur les décisions de l'Académie, influerait puissamment sur ses déterminations. — Est-il d'ailleurs si difficile de faire au besoin une loi sur la matière? N'en fait-on pas tous les jours et pour des choses bien moins utiles? » Une phrase de M. Seutin exprime parfaitement à notre sens, les droits et la compétence de chacun dans ces questions : « La santé publique doit être placée au-dessus de la loi, et *comme médecins* (il aurait pu ajouter comme membres de l'Académie) nous n'avons point à nous enquérir de ce qne celle-ci veut ou ne veut pas! » Le mot est un peu vif sans doute, et il ne passa point sans orages. Mais ceux qui réclamèrent contre cette sortie de l'honorable orateur n'auraient pas dû oublier qu'ils l'avaient bien provoquée par l'expression exagérée de leurs scrupules formalistes.

Qu'arriva-t-il cependant de ce conflit? D'abord, l'Académie de médecine, un moment éblouie par les fantômes de l'égalité, dont très-consciencieusement on lui voulait faire un épouvantail, se rappela bientôt sa mission officielle et sacrée de veiller au maintien de la santé publique; et, dans sa séance du 2 juillet 1843, elle adopta les conclusions présentées par M. Vleminckx. D'un autre côté, l'autorité civile avertie se mit en mesure de répondre aux reproches qu'on avait dirigés contre elle. Elle s'émut du retentissement de la discussion de l'Académie ; il faut bien le présumer du moins, puisque, dès le 21 octobre de la même année, le collége échevinal de Bruxelles vint demander l'avis de l'Académie sur les mesures sanitaires et hygiéniques faisant l'objet des articles 33 à 47 d'un projet de réglement qu'il venait de préparer sur la police de la prostitution. Ainsi se trouvèrent heureusement dissipés les doutes qu'on avait répandus sur l'influence de l'Académie ; ainsi, par le concours empressé du pouvoir et de la science, s'évanouirent toutes craintes d'une collision ou tout au moins d'une résistance qu'on annonçait invincible. La médecine avait parlé au nom de la santé publique ; elle avait parlé haut sans attendre d'être consultée, et les magistrats s'étaient rendus à sa voix !

Poursuivons cet historique. A la demande du collége échevinal, l'Académie répondit en chargeant de cet objet la même commission qui s'était précédemment occupée de la proposition de M. Seutin. Ce fut donc encore M. Vleminckx qui eut le mérite de signaler et l'honneur de faire prévaloir au sein de l'assemblée les rectifications les plus importantes à introduire dans les réglements. L'autorité tint compte de ces indications ; et l'on en trouve, en effet, la plus grande partie reproduite dans le nouveau réglement sur la prostitution pour Bruxelles, qui fut promulgué par le bourgmestre de la ville, le 18 avril 1844. Ne pouvant donner en détail à nos lecteurs tous les articles de cet arrêté, nous nous bornerons à leur faire connaître ceux qui ont établi les modifications les plus utiles dans les anciennes coutumes de la même localité.

A. Les filles publiques, à Bruxelles, sont visitées deux

fois par semaine. Sont aussi soumises à la même formalité, les servantes des maisons et les matrones non mariées, âgées de moins de cinquante ans.

B. Ces visites sont faites par deux médecins inspecteurs. Outre cela, un médecin inspecteur-contrôleur fait une contre-visite, à époques imprévues et inopinées, mais au moins tous les quinze jours.

C. Les fonctions de ces trois médecins sont stables et assez bien rétribuées (4000 et 5000 fr.) pour que les titulaires puissent y consacrer tout leur temps, et ne soient jamais placés par le besoin entre leurs intérêts et leur devoir. Cette dépense, qui profite aux hôpitaux, à l'armée, à la société tout entière, en diminuant le nombre et abrégeant la durée des maladies vénériennes, ne peut donc être un sujet de regret pour personne.

La place d'inspecteur-contrôleur est une sûre garantie, et la seule garantie possible que les visites soient faites avec exactitude et régularité.

D. Pour mieux empêcher la prostitution clandestine, le médecin inspecteur-contrôleur s'adresse à tous les chefs de service des hôpitaux vénériens, ainsi qu'à tous les praticiens placés à la tête des bureaux de consultation, et les prie de demander à tous leurs malades le nom et le domicile de la personne qui les a infectés, et de l'en informer immédiatement, afin qu'on puisse, sur ces indices, faire exécuter par la police les perquisitions nécessaires.

E. Les filles qui manquent aux visites sont soumises à double taxe pour chaque contravention. Les filles non en maison, qui se sont rendues exactement aux visites pendant quatre semaines consécutives, ont remise entière de la taxe.

F. Les femmes publiques et les tenant-maison de débauche et de *passe* sont tenus d'obtempérer aux ordres des médecins. — Ceux qui les insulteraient d'une manière quelconque pourraient être arrêtés immédiatement et conduits devant un officier de police. Indépendamment des peines portées par le Code, ils seront pour ce fait passibles de 5 à 15 fr. d'amende et d'un à cinq jours de prison.

G. Les maisons de débauche et de *passe* doivent avoir au-dessus de leur porte d'entrée une lanterne de verre de couleur et de forme ronde. Le diamètre de la lanterne et la couleur du verre, pour chacune de ces maisons, seront désignés par le collége des bourgmestres et échevins, dans un réglement spécial.

H. Il y aura toujours, dans chacune des chambres des maisons de débauche et de *passe*, où les hommes sont admis : 1° Un flacon contenant une solution de soude caustique (une partie de lessive de soude à 35 degrés sur 20 d'eau distillée); 2° un flacon d'huile fraîche; le tout lisiblement étiqueté; 3° du linge blanc et deux vases remplis d'eau fraîche.

II. — Les mesures que nous avons examinées jusqu'ici accusent à la vérité un état fort satisfaisant de la législation belge sous ce rapport, et, ce qui est mieux, elles constituent un progrès réel dans les institutions sanitaires de ce royaume. Mais, quoique très-intéressantes à un point de vue semblable, on n'y trouve cependant presque rien qui, ailleurs, n'ait déjà été tenté sans beaucoup de succès pour l'extinction de l'affection vénérienne. Il nous reste maintenant à signaler des précautions plus actives et des résultats plus heureux. C'est dans une circulaire, en date du 21 décembre 1842, adressée par M. Vleminckx à tous les chefs de service des établissements sanitaires de l'armée, que nous trouvons exposés d'une manière générale les moyens véritablement capables d'annihiler à la longue l'infection syphilitique. « Voici, dit dans cette lettre l'honorable inspecteur, ce qui se passe dans les corps de la garnison de Liége. Tout individu reconnu vénérien est aussitôt interrogé par les sous-officiers et officiers de sa compagnie, qui en ont reçu l'ordre de leur chef de corps ; il est ensuite conduit par un caporal ou un sergent chez le commissaire de police de son quartier, qui reçoit sa déclaration. Ce dernier se transporte immédiatement au domicile de la femme suspecte et la fait arrêter et visiter. Si elle est reconnue atteinte de maladie vénérienne, elle est de suite transférée à l'hospice. — Après avoir inscrit la déclaration du militaire atteint de syphilis, le commissaire de police en remet un double au sous-officier qui accompagne le malade ; ce double est ensuite remis au médecin de garde lors de l'entrée du militaire à l'hôpital, comme preuve que toutes les formalités ont été remplies. Dans le cas où le malade ne serait pas porteur de cette pièce, le médecin de garde le dénonce au commandant de place, qui donne tels ordres qu'il juge utiles dans la circonstance. »

Ceci, on peut le dire, est, en quelque sorte, le beau idéal en fait de mesures prophylactiques contre la vérole. M. Vleminckx ne pouvant en généraliser dès à présent l'extension à toutes les villes du royaume (ce qui nécessiterait l'intervention assidue de l'administration communale, ou plutôt un parfait accord entre l'autorité civile et l'autorité militaire), a songé du moins à obtenir le résultat le plus analogue. Pour cela, il n'y a eu qu'à rendre les réglements suivants obligatoires dans toute son administration. Par sa circulaire, en date du 21 décembre 1842, adressée à tous les chefs de service des établissements sanitaires de l'armée, il statue :

1° Que nul vénérien ne pourra être traité dans les casernes, quelque légère que puisse être son affection ;

2° Que tout vénérien entrant à l'hôpital sera interrogé par les chefs de service sur le nom et le domicile de la femme publique qu'il présumera lui avoir donné son mal. Ces indications seront immédiatement adressées par leurs soins à MM. les commandants de place, pour qu'ils puissent les porter à la connaissance de l'autorité communale ;

3° Qu'une punition soit infligée au vénérien qui refusera de déclarer quelle est la femme publique avec laquelle il a contracté l'affection dont il est porteur ;

4° Qu'on punisse également celui qui aurait caché ou tardé à déclarer son mal. Qu'on affranchisse au contraire de toute distinction afflictive ou humiliante le soldat qui, dès les premiers symptômes, aurait déclaré sa maladie au médecin du corps auquel il appartient ;

5° Enfin que les chirurgiens des hôpitaux militaires s'efforcent d'établir les relations les plus étroites avec les hommes de l'art préposés aux visites des femmes publiques ; qu'ils les engagent à visiter le plus souvent possible les salles des militaires vénériens, afin d'apprendre de la bouche des malades les renseignements dont ils peuvent avoir besoin dans l'intérêt de la santé publique.

Ces mesures sont en vigueur depuis quelques années à peine, et déjà on peut pleinement les juger par leurs fruits. Il n'y a plus, dit M. Vleminckx, dans une récente communication, que 130 vénériens dans toute l'armée belge (qui présente un effectif de 25 à 30 mille hommes). Et encore, ajoute-t-il, ce chiffre ne s'élèverait pas à 100, si, à Gand et à Namur, la police sanitaire se faisait avec le même soin que dans la plupart des autres villes, ou plutôt si elle n'y était pas complètement négligée.

Il importe de faire encore remarquer que, sur ce nombre de 130 vénériens, la plupart des affections ne présentent aucune gravité.

En présence d'un aussi magnifique résultat, M. Vleminckx cependant ne se tient pas pour satisfait. Le but qu'il s'est proposé, ce n'est pas la diminution, c'est l'extinction de la maladie vénérienne dans l'armée. Aussi, malgré ces premiers succès, redouble-t-il en ce moment ses efforts pour remplir cette noble tâche jusqu'au bout. Ainsi, il insiste auprès de l'autorité supérieure pour que le soldat vénérien, s'il a immédiatement déclaré son mal, conserve sa solde d'hôpital, comme le fiévreux et le blessé. Il demande aussi pour lui l'abolition de certaines privations ou rigueurs disciplinaires qui sont encore en usage dans les hôpitaux militaires contre les malades de cette classe. Il propose des punitions pour les caporaux qui ne dénonceraient pas les affections *apparentes* des hommes qu'ils commandent. Il voudrait enfin que les maisons de prostitution soumises aux visites médicales régulières, ne fussent jamais interdites à la troupe, qui, dans ce cas, serait beaucoup plus exposée, forcée alors de se livrer à des filles insoumises et par conséquent moins surveillées.

Tant de persévérance et de zèle ne peuvent manquer d'obtenir prochainement, dans la réalisation de ces vœux, la récompense la plus douce au cœur de celui qui les a formés. Mais on se tromperait étrangement si l'on croyait que l'effet d'une semblable réforme doive se borner à l'extinction de la syphilis dans l'armée. Quelque satisfaisant que soit déjà ce premier résultat, ce n'est que le moindre des bienfaits qu'on en peut attendre. Ici, la constatation du mal devient un moyen assuré de remonter à sa cause. Si l'on recueille avec tant de soin les effluves pestilentielles, ce n'est pas seulement pour les neutraliser, c'est pour en découvrir le foyer et le désinfecter à jamais. Chaque souffrance individuelle trouve ainsi sa compensation dans le bien général qui en résulte; et la victime, ce nous semble, doit moins déplorer le coup qui la frappe quand elle songe que sa mésaventure doit servir de fanal à ceux qui, suivant la même route, courent les mêmes dangers. Si l'on me promettait de ne pas étendre au-delà du sens que je veux lui donner une comparaison qui paraîtra peut-être un peu hasardée, je dirais que l'armée représente, dans ce système, une immense légion d'agents explorateurs de la maladie vénérienne, légion répandue sur tout le royaume, précisément dans les cités les plus populeuses, offrant par l'âge, les mœurs, les habitudes, la discipline de ceux qui la composent, les conditions les plus propres à assurer la découverte du délit qu'ils ont mission spéciale de mettre en relief; car il est presqu'impossible qu'un seul cas échappe à travers ce réseau serré de précautions, de pénalités, de surveillance, de prohibitions dont nous venons de faire voir la trame. A l'armée seule, d'ailleurs, ce rôle peut convenir. Pour quiconque, a fréquenté les hôpitaux civils, il doit être démontré que ce système y demeurerait presque entièrement stérile : un ouvrier, un paysan, livrés à eux-mêmes, ne viendront que trop tard déclarer leurs accidents; très-souvent, ils ne sauraient ou ne voudraient pas en indiquer l'origine; plus souvent encore ils se feraient un jeu de donner de faux renseignements, et le médecin, sans moyen de répression, sans élément de contrôle, se verrait également impuissant à découvrir la vérité et à empêcher la fraude.

M. Vleminckx est donc allé justement frapper là où était le remède; et il peut, non-seulement comme philosophe, mais comme logicien, se féliciter d'un résultat qui, naturellement, devait être la conséquence de prémisses aussi habilement disposées. Peut-être cependant, en lisant ces lignes, se prendra-t-on à songer qu'une classe entière de prostituées (et non la moins dangereuse), celles d'un rang plus élevé, peuvent presqu'impunément passer à travers ce cordon sanitaire; peut-être trouvera-t-on qu'il eût été à désirer de pouvoir étendre aux plus jeunes officiers les mêmes mesures que l'on prend à l'égard des soldats, en assurant, bien entendu, à ceux-là, toute garantie sur le secret où seraient ensevelies leurs confidences. On élèvera certainement quelques doutes sur la possibilité et la convenance d'une telle inquisition; mais, en droit strict, est-elle autre chose que le complément rigoureusement indispensable du plan qui vient d'être exposé? N'obtiendrait-on pas presqu'à coup sûr cet aveu, en mettant les soins donnés aux officiers par le chirurgien-major à la condition expresse d'une confession sincère? Et alors que, tous les jours, tant de cupides médicastres savent pénétrer ces secrets sans autre but que d'avoir deux malades à traiter au lieu d'un seul, quelle influence n'aurait pas l'homme parlant au nom de la science, avec l'autorité de l'âge à des jeunes gens pour la plupart ses inférieurs dans la hiérarchie militaire, et auxquels d'ailleurs il serait aisé de persuader qu'on ne peut les guérir radicalement sans examiner la source où le mal a été puisé, sans obtenir la confidence de toutes les circonstances qui ont accompagné l'infection. Ces questions, nous les laissons à dessein sans réponse. Pour obtenir leur solution, nous ne saurions les envoyer à plus sûre adresse que sous le couvert de l'honorable inspecteur général de la Belgique, qui possède sur la matière une réputation de capacité et d'expérience acquise au prix de tant de services !

La France n'a aucune prétention à faire valoir pour revendiquer la priorité de cette réforme. Mais sans doute elle ne se laissera pas longtemps devancer par sa voisine dans cette heureuse initiative. De semblables idées n'ont ni patrie ni limites ; leur application est de droit comme elle est de nécessité partout où la civilisation a multiplié ses scandales et ses vices. Déjà d'ailleurs elles semblent pénétrer parmi nous ; déjà le maréchal Soult faisait, à la fin de 1842, demander à M. Vleminckx, par l'intermédiaire de notre ambassadeur en Belgique, communication des réglements de police sanitaire institués par lui avec tant de succès. Déjà ces réglements commencent à être essayés dans les hôpitaux militaires de quelques grandes villes, parmi lesquels nous citerons notablement celui de Lyon. La France ne peut ni reculer ni ralentir sa marche dans une voie où chaque pas est soutenu par la perspective d'un si beau résultat que, il y a quelques années à peine, l'imagination n'eût osé l'envisager sans être éblouie par sa grandeur. Mais les bonnes dispositions que montre le ministre de la guerre ne peuvent suffire. Pour atteindre le but, il faut encore le concours de l'autorité civile, et il le faut, actif, empressé, général, incessant, afin que partout où un délit est signalé la répression le suive immédiatement ; car ici le crime est en même temps une maladie et la peine un remède, et tout retard compromettrait à la fois l'intérêt particulier et la santé publique. C'est grâce à cet heureux concours qu'on a déjà pu faire tant de bien en Belgique, et notamment dans cette ville de Liége dont on ne saurait trop proposer l'exemple comme digne modèle à toutes les municipalités.

Qu'on y réfléchisse, d'ailleurs, un seul instant, et l'on verra que cette nécessité d'une coopération de la part de deux pouvoirs distincts est loin de créer à la prompte exécution de ces mesures une difficulté sérieuse. S'il fallait pour l'obtenir une nouvelle loi, sans contredit, il y aurait lieu de la provoquer d'urgence : « Car, comme l'a dit M. Seutin, on en fait tous les jours, et pour des choses bien moins utiles. » Heureusement, on n'en est pas réduit à attendre un perfectionnement toujours tardif de la législation ; et l'autorité est suffisamment armée pour accomplir tout le bien qu'elle voudra opérer. C'est même là, si nous ne nous trompons, l'un des côtés les plus séduisants de cette organisation sanitaire, que d'être applicable dès à présent, sans modification et sans secousses. Si vous relisez l'histoire si savamment tracée par Parent-Duchâtelet des efforts tentés successivement depuis quarante ans, à Paris, pour améliorer le système de répression à l'égard des prostituées, vous verrez que les préfets de police ont toujours été arrêtés par la crainte d'être taxés d'arbitraire, de sortir des bornes de la justice; de jeter hors de la légalité commune les malheureuses que leur dégradation n'a point cependant dépouillées de la qualité de citoyennes. Ici rien de semblable n'est à craindre. Si l'on se pénètre bien du rôle qu'ont à jouer et l'autorité militaire et la police municipale, on reconnaîtra qu'il ne s'agit ni de législation nouvelle ni de pénalité plus sévère à instituer. On ne demande et on n'a besoin pour réussir que de l'observation plus stricte des réglements existants et de l'application, partout où elles seraient méritées, des peines aujourd'hui en vigueur. Mais il n'y a besoin pour cela que d'un surcroît de vigilance, en même temps que d'une entente complète entre le pouvoir chargé de dénoncer et celui chargé de poursuivre. Et quand on songe qu'avec une forte impulsion d'en haut, avec un peu de bonne volonté de la part des administrations locales, il nous serait peut-être donné de voir dans quelques années ce rêve de l'extinction de la syphilis en France converti en une palpable réalité, on ne peut s'empêcher de confondre dans un sentiment de reconnaissance et l'homme dont l'heureuse influence a déjà assez fait pour nous permettre désormais de croire à cet avenir, et ceux qui voudront après lui travailler à l'accomplissement entier de ce vœu de tous les amis de l'humanité.

PROJET DE RÉGLEMENT

POUR LA SUPPRESSION DE LA SYPHILIS.

Considérant les graves désordres que produit la syphilis et la nécessité de réduire, de supprimer même, s'il est possible, cette affreuse maladie ;

Considérant qu'elle est surtout multipliée et communiquée, par les maisons, dites maisons de passe, par les prostituées clandestines, les militaires, les marins et les remplaçants ;

Considérant que la prostitution régulière demande à être mieux et plus uniformément réglementée, nous avons ordonné et nous ordonnons ce qui suit :

1° Il sera créé dans chaque hospice une consultation publique et gratuite pour les vénériens et vénériennes. Le livre de ces dernières sera communiqué au chef de police, afin qu'il puisse surveiller les filles suspectes de prostitution clandestine et leurs maisons de passe :

Les enfants trouvés atteints de la vérole et les enfants nés aux hospices de mères syphilitiques, seront traités dans les hôpitaux avant d'être envoyés en nourrice dans les campagnes.

2° Autant que possible, il sera affecté dans chaque département un hospice spécial aux filles vénériennes. Le service des filles publiques y sera tout-à-fait séparé de celui des vénériennes non enregistrées. Chacun de ces services aura son cabinet de pansements distinct.

3° Les départements qui ne pourront avoir leur hospice de vénériennes, devront au moins consacrer des lits dans tous leurs hospices aux vénériennes non enregistrées, et une salle dans un hospice particulier pour les prostituées du département, sinon ils devront s'abonner avec un département voisin pour le traitement de leurs filles publiques.

4° Dans tous les hospices, les registres des vénériennes non prostituées seront communiqués à la police.

Toutes les maîtresses de maison et leurs domestiques, toutes les filles enregistrées et toutes les filles surprises dans les maisons publiques, sont et seront soumises à deux visites par semaine. Ces visites auront toujours lieu au grand jour sur une table spéciale et dans un cabinet convenable. Elles seront faites par un docteur en médecine qui sera tenu d'inscrire les symptômes de la maladie sur les billets d'hôpitaux qu'il délivrera. Dans le cas de doute, les filles n'en seront pas moins envoyées à l'hospice, si les symptômes douteux sont de nature contagieuse, pour y être surveillées et retenues le temps nécessaire. Une visite de contrôle sera faite tous les mois par un médecin nommé à poste fixe, ou choisi chaque fois par l'autorité.

6° Dans les villes de garnisons, jusqu'à la complète exécution de la présente ordonnance, certaines maisons seront seules permises aux soldats, caporaux et fourriers, et la visite en sera faite par les chirurgiens des régiments, deux fois la semaine.

7° Tous les soldats non mariés et tous les marins arrivant dans nos ports, seront soumis à une visite par semaine. Les malades seront envoyés à leurs hospices respectifs et punis s'ils ne peuvent indiquer les prostituées qui leur ont donné la vérole; de plus, des conseils hygiéniques seront adressés ultérieurement à tous les colonels pour être placardés dans toutes les casernes.

8° Les individus qui désirent remplacer et qui se vendent dans ce but, pourront être admis à passer immédiatement la visite de remplacement. S'ils sont jugés aptes au service militaire, ils seront aussitôt dirigés sur un régiment, quitte à leur vendeur à s'arranger ultérieurement avec la personne qu'ils remplaceront.

9° Tous les marchands d'hommes seront tenus de faire visiter toutes les semaines tous leurs candidats au remplacement. Les vénériens seront séquestrés et dirigés à leurs frais sur un hospice, ou sur une maison de santé.

Pour faciliter l'exécution économique de la présente ordonnance, le médecin ou les médecins visiteurs des filles seront autorisés à tenir, hors barrière des villes où ils habitent, des maisons de santé payantes, consacrées au traitement des filles publiques qui ne voudront pas aller à l'hospice. Ces maisons devront être approuvées par l'autorité pour le local et la discipline intérieure, et seront sous sa surveillance immédiate.

10° L'autorité ne reconnaît plus les maisons connues sous le nom de maisons de passe ; elle ne reconnaît que des maisons de prostitution et que des prostituées publiques, dont les maisons, les chambres et les lits seront numérotés.

Elle entend que dans toutes les villes la plus grande surveillance entoure les maisons de prostitution. Elle veut que dans toutes ces maisons l'on trouve le secret, la sécurité, la tranquillité et la propreté convenable ; mais comme il ne lui convient pas d'encourager moralement la prostitution, elle entend que sur les murs de ces maisons et dans toutes les chambres l'on trouve un arrêté spécial faisant connaître sa pensée : les dangers de la prostitution irrégulière, les inconvénients de la prostitution régulière, les précautions à prendre avant et après le coït, les règles d'hygiène auxquelles les femmes sont soumises, etc., etc., de telle façon que sa main se retrouve partout sans que nulle part l'on puisse mal interpréter ses actes. Un avis hygiénique sera ultérieurement adressé par le ministre de l'intérieur à tous les préfets, dans l'intention de remplir la lacune qui existe sous ce rapport et pour qu'il soit affiché dans toutes les maisons et même dans toutes les chambres consacrées à la prostitution.

11° Aucune fille publique ne pourra recevoir de passe-port sans avoir été préalablement visitée ; son passe-port notera sa profession et si elle est vénérienne, les causes particulières de son voyage ; dans ce dernier cas, elle sera sous une surveillance plus spéciale encore de la police.

12° MM. les préfets sont engagés à encourager de toutes leurs forces l'ouverture de maisons de travail consacrées aux filles repenties et aux filles publiques désormais impropres à la prostitution.

13° Toute fille publique, à son arrivée dans la ville où elle voudra séjourner, sera immédiatement visitée ; si elle est vénérienne, elle sera traitée au compte du département d'où elle arrive ou retournée sur ce département. Si elle est impropre à la prostitution ou épileptique, elle sera toujours retournée sur le département d'où elle sort.

14° Nulle fille publique et nulle maison de prostitution ne pourront s'établir dans une commune où il n'en n'existe pas encore, sans avoir obtenu préalablement l'autorisation du préfet du département.

15° Les maîtresses de maison seront passibles d'amendes quand elles auront chez elles des filles évidemment atteintes depuis plusieurs jours de symptômes faciles à reconnaître. Les filles publiques, en pareil cas, seront punies corporellement pour ne s'être pas dénoncées.

16° Les filles et maîtresses de maison seront autorisées à visiter les hommes qui se présentent chez elles, et à se refuser à tout rapprochement avec ceux qui leur paraîtraient malades.

17° Le livret de chaque fille publique devra contenir : 1° la présente ordonnance ; 2° des conseils hygiéniques ; 3° ses nom, prénoms, lieu de naissance, etc. ; 4° la date de son entrée dans la prostitution ; 5° les dates d'entrée aux hospices, et les dates de sortie ; 6° la nature de la maladie qui aura nécessité chaque admission aux hospices. — En cas de maladie vénérienne, le médecin devra indiquer en quelques lignes le traitement fait avec ou sans mercure. — Ce livret devra contenir encore des notes précises sur le caractère rebelle ou soumis de la fille publique, sur ses habitudes de propreté ou de malpropreté, sur les condamnations qu'elle aura pu subir, de manière à éclairer les médecins et la police sur tout ce qu'ils peuvent désirer savoir à son sujet, sans qu'ils soient obligés d'écrire dans une autre ville pour se procurer ces renseignements.

18° Les maîtresses de maison auront toutes un registre sur lequel seront inscrites leurs filles publiques ; elles seront tenues de copier pour chacune d'elles les notes qui les concernent, afin que ces notes ne soient point perdues par la destruction d'un livret.

19° Les préfets sont chargés de la mise à exécution de la présente ordonnance.

CONCLUSION.

Ce projet de réglement et les considérations sur lesquelles il s'appuie pourront être l'objet de nombreuses critiques. Il est des questions que je n'ai pas cru devoir traiter, il en est d'autres que j'ai seulement indiquées. Mon but n'était pas de faire un traité *ex professo* sur la matière, mais seulement de jeter un cri d'alarme, de réveiller une société trop confiante et d'appeler les efforts du corps savant, auquel j'ai l'honneur d'appartenir, à la solution d'un des plus grands problêmes d'hygiène publique que l'on puisse soumettre à son appréciation.

Déjà la Société de Médecine de la Loire-Inférieure a chargé une commission d'étudier la réglementation de la prostitution et les moyens de réduire, de supprimer même, si faire se peut, la syphilis. De nombreux documents lui arrivent de toutes parts. Mais pourquoi le gouvernement ne prendrait-il pas l'initiative, pourquoi ne demanderait-il pas à toutes les Sociétés de France et à tous les médecins de bonne volonté leur opinion sur cette matière?

Après avoir inutilement pressé des hommes mieux placés que moi, de réclamer en France une réglementation générale de la prostitution, j'ai compris aux refus qui m'ont été faits qu'il fallait un certain courage pour se risquer à saisir la société un peu prude, au sein de laquelle nous vivons, d'une question si délicate, et je me suis décidé, après une année d'hésitations, à publier ce mémoire.

Ministres, députés, sociétés savantes, médecins et administrateurs du royaume, jamais vous n'avez eu à délibérer, en fait d'hygiène publique, sur un intérêt plus considérable que celui de la suppression de la syphilis; aussi, j'ai cette confiance que vous vous occuperez sérieusement d'une question si capitale, puisqu'elle touche de si près à l'avenir des générations destinées à nous succéder.

Nantes, imp. V. Mangin.

Ouvrages du même Auteur.

TRAITÉ D'ÉCONOMIE POLITIQUE, annexé à la Bibliothèque Populaire. — Paris, 1835.

STATISTIQUE DES CANAUX DE BRETAGNE. — Nantes, 1832.

HISTOIRE DES PROGRÈS DE NANTES, 2me édition, ornée de gravures. — Nantes, 1839

STATISTIQUE DE NANTES, par Guépin et Bonamy. — Nantes, 1836.

LETTRE A RIBES (de Montpellier), sur divers sujets de Médecine et de Chirurgie. — Nantes, 1835.

MONOGRAPHIE DE LA PUPILLE ARTIFICIELLE. — Nantes, 1841.

LE MÊME TRAVAIL, revu, corrigé, amélioré. — Bruxelles, 1842 (et aussi dans le supplément aux Annales d'Oculistique).

DE L'ÉTAT DE L'OPHTALMOLOGIE en France, et des perfectionnements qu'elle réclame. — Montpellier, 1843.

ÉTUDES D'OCULISTIQUE. — Nantes, 1844.

HISTOIRE DES PROGRÈS RÉCENTS DE L'OPHTALMOLOGIE FRANÇAISE. — Ce travail analyse et résume les travaux faits, depuis 1830, dans notre patrie. Il est terminé par un tableau de l'état actuel de la science. Pour paraître en 1846.

Nantes, Imp. du Commerce, V. Mangin.

www.ingramcontent.com/pod-product-compliance
Ingram Content Group UK Ltd.
Pitfield, Milton Keynes, MK11 3LW, UK
UKHW031056260726
13965UKWH00006B/1424